中国临床肿瘤学会（CSCO）

肾癌诊疗指南 2025

GUIDELINES OF CHINESE SOCIETY OF CLINICAL ONCOLOGY (CSCO)

KIDNEY CANCER

中国临床肿瘤学会指南工作委员会　组织编写

U0845437

人民卫生出版社

·北　京·

图书在版编目（CIP）数据

中国临床肿瘤学会（CSCO）肾癌诊疗指南．2025 / 中国临床肿瘤学会指南工作委员会组织编写. -- 北京 ：人民卫生出版社，2025. 8（2025. 10重印）. -- ISBN 978-7-117-38407-0

Ⅰ. R737. 11-62

中国国家版本馆 CIP 数据核字第 20258J6B11 号

中国临床肿瘤学会（CSCO）肾癌诊疗指南 2025

Zhongguo Linchuang Zhongliu Xuehui（CSCO）Shen'ai Zhenliao Zhinan 2025

组织编写：中国临床肿瘤学会指南工作委员会
出版发行：人民卫生出版社（中继线 010-59780011）
地　　址：北京市朝阳区潘家园南里 19 号
邮　　编：100021
E - mail：pmph @ pmph.com
购书热线：010-59787592　010-59787584　010-65264830
印　　刷：天津善印科技有限公司
经　　销：新华书店
开　　本：787 × 1092　1/32　　印张：4
字　　数：107 千字
版　　次：2025 年 8 月第 1 版
印　　次：2025 年 10 月第 2 次印刷
标准书号：ISBN 978-7-117-38407-0
定　　价：52.00 元

中国临床肿瘤学会指南工作委员会

组　长　于金明　　李　进

副组长　（以姓氏汉语拼音为序）

樊　嘉　　郭　军　　江泽飞　　梁　军　　梁后杰

马　军　　秦叔逵　　王　洁　　吴令英　　吴一龙

徐瑞华　　殷咏梅　　朱　军

中国临床肿瘤学会（CSCO）
肾癌诊疗指南

2025

顾　　问　孙　燕　秦叔逵

组　　长　周芳坚　马建辉　姚　欣

副 组 长　郭　军　何志嵩　魏　强　叶定伟　周爱萍

秘　　书　盛锡楠　董　培

专 家 组（以姓氏汉语拼音为序）（*执笔人）

毕　锋　四川大学华西医院腹部肿瘤科
曹登峰　上海交通大学医学院附属仁济医院病理科
陈　鹏　新疆医科大学附属肿瘤医院泌尿外科
陈可和　广西壮族自治区人民医院肿瘤科
陈映霞　中国药科大学第一附属医院肿瘤科
崔同健　福建省立医院肿瘤科
董　培*　中山大学肿瘤防治中心泌尿外科

董涵之　　南昌大学第一附属医院肿瘤科
方美玉　　浙江省肿瘤医院内科
高全立　　河南省肿瘤医院生物治疗科
宫　晨　　华中科技大学同济医学院附属同济医院肿瘤科
管　维　　华中科技大学同济医学院附属同济医院泌尿外科
郭　刚　　中国人民解放军总医院第三医学中心泌尿外科
郭　军　　北京大学肿瘤医院泌尿肿瘤内科
郭宏骞　　南京大学医学院附属鼓楼医院泌尿外科
郭剑明　　复旦大学附属中山医院泌尿外科
韩　颖　　天津医科大学肿瘤医院生物治疗科
韩雪冰　　山西省肿瘤医院泌尿外科
何立儒*　　中山大学肿瘤防治中心放疗科
何卫阳　　重庆医科大学附属第一医院泌尿外科
何志嵩　　北京大学第一医院泌尿外科

胡　滨　　辽宁省肿瘤医院泌尿外科
胡志全　　华中科技大学同济医学院附属同济医院泌尿外科
黄厚锋　　北京协和医院泌尿外科
纪志刚　　北京协和医院泌尿外科
蒋　葵　　大连医科大学附属第二医院肿瘤科
晋学飞　　吉林大学中日联谊医院泌尿外科
李　荣　　南方医科大学南方医院肿瘤科
李　颖　　大连医科大学附属第一医院肿瘤科
李培军　　宁夏医科大学总医院泌尿外科
李思明　　北京大学肿瘤医院泌尿肿瘤内科
梁　军　　北京大学国际医院肿瘤内科
刘继彦　　四川大学华西医院生物治疗科
刘文超　　中国人民解放军空军军医大学第一附属医院（西京医院）肿瘤内科

刘孝东　昆明医科大学第一附属医院泌尿外科
刘毅强　北京大学肿瘤医院病理科
刘跃平　中国医学科学院肿瘤医院放疗科
刘子玲　吉林大学第一医院肿瘤科
罗俊航　中山大学附属第一医院泌尿外科
马建辉　中国医学科学院肿瘤医院泌尿外科
牛晓辉　北京积水潭医院骨肿瘤科
潘跃银　中国科学技术大学附属第一医院肿瘤内科
祁玉娟　青海省人民医院肿瘤科
沈亚丽　四川大学华西医院腹部肿瘤科
盛锡楠*　北京大学肿瘤医院泌尿肿瘤内科
施国海　复旦大学肿瘤医院泌尿外科
史本康　山东大学齐鲁医院泌尿外科
史艳侠　中山大学肿瘤防治中心内科

寿建忠　中国医学科学院肿瘤医院泌尿外科
束永前　江苏省人民医院肿瘤内科
孙永琨　中国医学科学院肿瘤医院内科
涂新华　江西省肿瘤医院泌尿外科
王　锋　西藏自治区人民医院泌尿外科
王　蕾　浙江大学医学院附属第一医院放疗科
王　宇　中国人民解放军空军特色医学中心肿瘤科
王　喆　中国人民解放军陆军军医大学第一附属医院（西南医院）肿瘤科
王海涛　天津医科大学第二医院肿瘤科
王潍博　山东省立医院肿瘤内科
王秀问　山东大学齐鲁医院肿瘤内科
魏　强　四川大学华西医院泌尿外科
吴大鹏　西安交通大学第一附属医院泌尿外科
吴晓安　漳州正兴医院肿瘤内科

谢　宇　湖南省肿瘤医院泌尿外科
谢晓冬　中国人民解放军北部战区总医院肿瘤内科
徐万海　哈尔滨医科大学附属第二医院泌尿外科
杨　波　中国人民解放军总医院第一医学中心肿瘤科
杨铁军　河南省肿瘤医院泌尿外科
姚　欣　天津医科大学肿瘤医院泌尿肿瘤科
姚旭东　上海市第十人民医院泌尿外科
叶定伟　复旦大学附属肿瘤医院泌尿外科
叶雄俊　中国医学科学院肿瘤医院泌尿外科
易发现　重庆市人民医院泌尿外科
袁建林　中国人民解放军空军军医大学第一附属医院（西京医院）泌尿外科
曾　浩*　四川大学华西医院泌尿外科
张　进*　上海交通大学医学院附属仁济医院泌尿外科

张　争　　北京大学第一医院泌尿外科
张爱莉　　河北医科大学第四医院泌尿外科
张海梁*　复旦大学附属华东医院泌尿外科
张树栋　　北京大学第三医院泌尿外科
张寅斌　　西安交通大学第二附属医院肿瘤科
周爱萍　　中国医学科学院肿瘤医院肿瘤内科
周芳坚　　中山大学肿瘤防治中心泌尿外科

前言

基于循证医学证据、兼顾诊疗产品的可及性、吸收精准医学新进展，制定中国常见恶性肿瘤的诊断和治疗指南，是中国临床肿瘤学会（CSCO）的基本任务之一。近年来，临床诊疗指南的制定出现新的趋向，即基于诊疗资源的可及性，这尤其适合于发展中国家，以及地区差异性显著的国家和地区。中国是幅员辽阔、地区经济和学术发展不平衡的发展中国家，CSCO 指南需要兼顾地区发展差异、药物和诊疗手段的可及性及肿瘤治疗的社会价值三个方面。因此，CSCO 指南的制定，要求每一个临床问题的诊疗意见根据循证医学证据和专家共识度形成证据类别，同时结合产品的可及性和效价比形成推荐等级。证据类别高、可及性好的方案，作为Ⅰ级推荐；证据类别较高、专家共识度稍低，或可及性较差的方案，作为Ⅱ级推荐；临床实用，但证据类别不高的，作为Ⅲ级推荐。CSCO 指南主要基于国内外临床研究成果和 CSCO 专家意见，确定推荐等级，以便于大家在临床实践中参考使用。CSCO 指南工作委员会相信，基于证据、兼顾可及、结合意见的指南，更适合我国的临床实际。我们期待得到大家宝贵的反馈意见，并将在指南更新时认真考虑、积极采纳合理建议，保持 CSCO 指南的科学性、公正性和时效性。

中国临床肿瘤学会指南工作委员会

目录

CSCO 诊疗指南证据类别

证据特征			CSCO 专家共识度
类别	水平	来源	
1A	高	严谨的 meta 分析、大型随机对照研究	一致共识 （支持意见 ≥ 80%）
1B	高	严谨的 meta 分析、大型随机对照研究	基本一致共识 （支持意见 60%~<80%）
2A	稍低	一般质量的 meta 分析、小型随机对照研究、设计良好的大型回顾性研究、病例 - 对照研究	一致共识 （支持意见 ≥ 80%）
2B	稍低	一般质量的 meta 分析、小型随机对照研究、设计良好的大型回顾性研究、病例 - 对照研究	基本一致共识 （支持意见 60%~<80%）
3	低	非对照的单臂临床研究、病例报告、专家观点	无共识，且争议大 （支持意见<60%）

CSCO 诊疗指南推荐等级

推荐等级	标准
Ⅰ级推荐	**1A 类证据和部分 2A 类证据** CSCO 指南将 1A 类证据，以及部分专家共识度高且在中国可及性好的 2A 类证据，作为Ⅰ级推荐。具体为：适应证明确、可及性好、肿瘤治疗价值稳定，纳入《国家基本医疗保险、工伤保险和生育保险药品目录》的诊治措施
Ⅱ级推荐	**1B 类证据和部分 2A 类证据** CSCO 指南将 1B 类证据，以及部分在中国可及性欠佳，但专家共识度较高的 2A 类证据，作为Ⅱ级推荐。具体为：国内外随机对照研究，提供高级别证据，但可及性差或者效价比不高；对于临床获益明显但价格较贵的措施，考虑患者可能获益，也可作为Ⅱ级推荐
Ⅲ级推荐	**2B 类证据和 3 类证据** 对于某些临床上习惯使用，或有探索价值的诊治措施，虽然循证医学证据相对不足，但专家组意见认为可以接受的，作为Ⅲ级推荐

1　多学科诊疗（MDT）模式[a]

肾癌的多学科诊疗（MDT）模式[a]

内容	Ⅰ级推荐	Ⅱ级推荐	Ⅲ级推荐
MDT 学科组成	泌尿外科、肿瘤内科、放射治疗科、影像诊断科、病理科、核医学科	胸外科，超声科，骨科，疼痛科，普通内科[b]（心血管科、肾内科、内分泌科等）	营养科，检验科，遗传学专科，其他外科（神经外科、胃肠外科、介入科等），中医科
MDT 成员要求	副主任医师及以上	副主任医师及以上	副主任医师及以上
MDT 讨论内容	临界可切除的患者 局部进展期的患者 伴有寡转移灶的同时性转移性患者 可能行减瘤术的患者 因医学原因不能耐受手术但可切除的患者 肾脏病变诊断困难的患者 疑似遗传性肾癌的患者	需要新辅助治疗、辅助及转化治疗、系统性抗肿瘤治疗的患者 转移灶导致局部症状明显的患者 伴随疾病较多导致治疗困难的患者	主管医师认为需要 MDT 讨论的内容
MDT 日常活动	有条件的情况下，固定学科、固定专家和固定时间，固定场所（包括网络）	根据具体情况设置	

【注释】

a 肾癌诊疗应高度重视多学科诊疗（multi-disciplinary treatment，MDT）的作用，推荐有条件的单位对尽可能多的肾癌患者开展MDT。

MDT实施过程中由多个学科专家共同分析患者的临床症状、体征、影像、病理、分子检测等资料，对患者体能状态、疾病诊断、分期、侵犯范围、发展趋向和预后等作出全面评估，并根据国内外治疗规范/指南/循证医学证据，结合现有的治疗手段，制订科学、合理的诊疗计划，积极应用手术、系统性肿瘤内科治疗等手段进行综合治疗，以期达到治愈或控制肿瘤、延长生存期和提高生活质量的目的[1]。

b 肾癌患者常具有以下特点：①肾癌患者可能伴发副肿瘤综合征，包括高钙血症、发热、红细胞增多症、Stauffer综合征等[2-5]；②终末期肾衰竭、肾移植或结节性硬化综合征患者可能会出现肾癌[6-7]；③晚期肾癌靶向治疗可能会导致高血压、蛋白尿、内分泌异常、间质性肺炎等不同器官功能异常的临床表现，故在诊治过程中须重视相关内科的参与处理。

参考文献

[1] NIELSEN SM, RHODES L, BLANCO I, et al. Von Hippel-Lindau disease: genetics and role of genetic counseling in a multiple neoplasia syndrome. J Clin Oncol, 2016, 34 (18): 2172-2181.

[2] MOREIRA DM, GERSHMAN B, LOHSE CM, et al. Paraneoplastic syndromes are associated with adverse prognosis among patients with renal cell carcinoma undergoing nephrectomy. World J Urol, 2016, 34 (10): 1465-1472.

[3] HEGEMANN M, KROEGER N, STENZL A, et al. Rare and changeable as a chameleon: paraneoplastic syndromes in renal cell carcinoma. World J Urol, 2018, 36 (6): 849-854.

[4] SACCO E, PINTO F, SASSO F, et al. Paraneoplastic syndromes in patients with urological malignancies. Urol Int, 2009, 83 (1): 1-11.

[5] KIM HL, BELLDEGRUN AS, FREITAS DG, et al. Paraneoplastic signs and symptoms of renal cell carcinoma: implications for prognosis. J Urol, 2003, 170 (5): 1742-1746.

[6] SRIGLEY JR, DELAHUNT B, EBLE JN, et al. The International Society of Urological Pathology (ISUP) Vancouver Classification of Renal Neoplasia. Am J Surg Pathol, 2013, 37 (10): 1469-1489.

[7] NEUZILLET Y, TILLOU X, MATHIEU R, et al. Renal cell carcinoma (RCC) in patients with end-stage renal disease exhibits many favourable clinical, pathologic, and outcome features compared with RCC in the general population. Eur Urol, 2011, 60 (2): 366-373.

2 诊断

局限性肾癌一般没有明显症状，通常经健康体检或因其他原因进行影像学检查而被发现。少部分患者具有某些临床表现，如腰痛、血尿、高血压、贫血、消瘦等。有些转移性肾癌患者可因转移部位和程度的不同而出现骨痛、骨折、严重贫血、咳嗽和咯血等相应症状。

实验室检查可作为对患者一般状况、肝肾功能及预后判定评价的参考。主要实验室检查除了血常规、肝肾功能、凝血功能等常规项目外，还包括肾小球滤过率、血钙、碱性磷酸酶和乳酸脱氢酶。此外，肾癌患者术前宜行核素肾图或肾动态显像进行肾功能评估。

肾癌的临床诊断和临床分期（cTNM）主要依靠影像学检查，其他还包括体格检查、实验室检查等。组织病理学诊断可以明确肾癌的组织学类型、病理学分期（pTNM），并判断预后，为制订个体化治疗及随访提供必要依据。

2.1 肾癌的诊断原则

目的	Ⅰ级推荐	Ⅱ级推荐	Ⅲ级推荐
定性诊断	手术标本的病理诊断［1A类］[a]	穿刺活检［2A类］[b，c]	
分期诊断（局限性肾癌[d]）	胸部CT/X线［2A类］[e] 腹腔增强CT/MRI［1A类］[f]	头颅CT/MRI［2A类］[g] 骨扫描[h]［2A类］ 盆腔CT/MRI［2A类］[i]	PET/CT［2A类］ 肾超声造影［2A类］[j]
分期诊断（局部进展/转移性肾癌）	胸部CT［1A类］ 腹盆腔增强CT/MRI［1A类］[f] 头颅CT/MRI［1A类］[g] 骨扫描［1A类］	PET/CT［2A类］	

【注释】

a 临床影像检查诊断为肾癌，且适合手术治疗的患者。

b 临床影像检查诊断为肾癌，且适合手术（包括根治性肾切除术和保留肾单位手术）治疗的患者，一般不建议肾肿瘤穿刺活检[1]。对不能手术治疗的晚期肾癌患者，全身治疗前行肾肿瘤或转移灶穿刺活检，有助于病理诊断分型和提供后续进一步检测的组织来源，为制订个体化治疗方案提供依据。选择消融治疗前，应先行肾肿瘤穿刺活检病理检查。

c 肾肿瘤穿刺活检应尽量考虑用粗针穿刺，不建议细针穿刺[2-3]。

d 局限性肾癌是指肿瘤局限于肾脏被膜内，包括临床分期为 T_1 和 T_2 的肿瘤。

e 术前胸部常规影像学检查，优先考虑行胸部 CT 检查。

f 应使用静脉注射和口服对比增强剂。如有 CT 静脉造影的禁忌证，腹盆腔检查考虑腹 / 盆腔增强 MRI[4-14]。

g 有头痛或相应神经系统症状患者[15-16]。

h 核素骨显像检查指征：①有相应骨症状；②碱性磷酸酶水平增高；③临床分期 ≥ Ⅲ期的患者[17-18]。

i MRI 有助于复杂性肾囊性病变的鉴别诊断，分析局部进展期肿瘤侵及范围，和周围血管、脏器的联系，以及有无静脉瘤栓。

j 肾超声造影检查有助于鉴别肾肿瘤的良恶性，特别适用于复杂性肾囊肿患者的鉴别诊断。

2.2 肾癌的病理学诊断

肾细胞癌（肾癌）常见病理类型为透明细胞肾癌、乳头状肾癌、嫌色细胞肾癌。根据2022年世界卫生组织（WHO）肿瘤分类，肾癌还包括其他13种病理亚型，具体详见附录8.3。2022年分类新纳入的肾癌类型包括*ALK*基因重排的肾癌、*ELOC*（*TCEB1*）突变的肾癌和嗜酸性实囊性肾癌（eosinophilic solid and cystic renal cell carcinoma，ESC RCC）[19]。此外，还有几个肿瘤类型名称进行了更改：透明细胞乳头状肾癌更名为透明细胞乳头状肾细胞肿瘤（基于惰性的生物学行为，目前未见转移病例报道），遗传性平滑肌瘤病肾癌综合征相关性肾癌更名为延胡索酸水合酶缺失型肾癌（少数是*FH*体系突变引起）。根据获取的肿瘤组织规范化进行病理学诊断，是进一步诊疗及随访的前提条件。

2.2.1 肾癌的病理诊断与规范化原则

标本类型	主要指标		次要指标
	大体检查	光镜下检查	
肾部分切除标本	肿瘤位置 肿瘤大小	明确病变性质 组织学类型[a] WHO/ISUP 核分级[b] 肿瘤坏死及其比例 周围侵犯 / 脉管侵犯 切缘情况 和 / 或伴有肉瘤样分化 和 / 或横纹肌样分化比例	免疫组织化学标志物检测：用于组织学类型鉴别诊断、明确血管和淋巴结侵犯、肿瘤细胞增殖活性评估等

<table>
<tr><th rowspan="2">标本类型</th><th colspan="2">主要指标</th><th rowspan="2">次要指标</th></tr>
<tr><th>大体检查</th><th>光镜下检查</th></tr>
<tr><td>根治性肾切除标本</td><td>肿瘤位置
肿瘤大小</td><td>明确病变性质
组织学类型[a]
WHO/ISUP 核分级[b]
肿瘤坏死及其比例
周围侵犯 / 脉管侵犯
切缘情况
伴有肉瘤样分化和 / 或横纹肌样分化比例
大血管受累情况
淋巴结情况（如清扫）
肾上腺情况（如切除）</td><td>免疫组织化学标志物检测：用于组织学类型鉴别诊断、明确血管和淋巴结侵犯、肿瘤细胞增殖活性评估等</td></tr>
<tr><td>活检标本</td><td>组织大小与数目</td><td>明确病变性质和组织学类型[a]
肿瘤 / 非肿瘤
良性 / 恶性
组织学类型</td><td>免疫组织化学标志物检测：用于组织学类型鉴别诊断、明确血管和淋巴结侵犯、肿瘤细胞增殖活性评估等</td></tr>
</table>

【注释】

a 病理诊断困难建议提交上级医院会诊（提供原始病理报告以核对送检切片的准确率，减少误差；提供足量的病变切片或蜡块，以及提供术中所见等）。

b 根据 2016 年 WHO 肾脏肿瘤病理学分类，WHO/ 国际泌尿病理学会（International Society of Urological Pathology，ISUP）核分级系统取代既往使用的 Fuhrman 分级系统。

2.2.2 肾癌 WHO/ISUP 核分级标准[21-22]

WHO/ISUP 分级[a]	核的形态
1	显微镜下放大 400 倍时，未见核仁或者核仁不明显，核仁嗜碱性
2	显微镜下放大 400 倍时，核仁明显（conspicuous），且呈嗜酸性，放大 100 倍时可见（visible）但是不突出（not prominent）
3	显微镜下放大 100 倍时核仁明显（conspicuous），而呈嗜酸性
4	核极度多形性，或者肿瘤性多核巨细胞，或者伴有横纹肌样分化，或者肉瘤样分化

【注释】

a 肾癌 WHO/ISUP 核分级标准仅应用于透明细胞肾癌和乳头状肾癌，分为 4 级（1~4 级），级别越高，预后越差，如伴有肉瘤样变和横纹肌样分化为 4 级（最高级）。嫌色细胞肾癌目前不分级；对于 SDH 缺失性肾癌、黏液小管梭形细胞肾癌和 *ELOC* 突变型肾癌可能有一定的意义；对于其他类型肾癌则不适用。对于高级别嫌色细胞肾癌（表现为细胞密度增加，核分裂象增高，非典型核分裂象，坏死），恶性程度高，应予以特殊标注。

2.2.3 肾癌的免疫组织化学标志物

肾癌的病理诊断有时候需要免疫组织化学标志物进行辅助诊断，各种类型肾癌推荐用的免疫组织化学标志物如下。需要指出的是，免疫组织化学标志物的解读需要结合病理形态，有时候还需要结合分子检测［荧光原位杂交（FISH）检测和/或二代测序（NGS）］。

肾细胞癌类型	推荐的免疫组织化学标志物
透明细胞肾细胞癌	PAX8，RCC，CA-IX，CD10，vimentin
乳头状肾细胞癌	PAX8，RCC，CA-IX，AMACR，CD10，vimentin
嫌色细胞肾细胞癌	PAX8，CK7，CD117，PTEN
实囊性嗜酸性肾细胞	CK7，CK20，CD117，melanA，cathepsinK
TFE3 重排肾细胞癌	TFE3，cathepsin K，GPNMB
TFEB 改变的肾细胞癌	TFEB，cathepsin K，GPNMB
ELOC 突变的肾细胞癌	CK7，CA-IX，GPNMB
延胡索酸水合酶缺陷型肾细胞癌	PAX8，FH，2SC，AKR1B10

肾细胞癌类型	推荐的免疫组织化学标志物
琥珀酸脱氢酶缺陷型肾细胞癌	PAX8，SDHB
ALK 重排的肾细胞癌	PAX8，ALK
SMARCB1/INI1 缺陷型肾细胞癌	PAX8，INI1
集合管癌	为排除诊断，需要排除其他类型的肾细胞癌

2.2.4 肾癌的分子检测

大多数肾癌的病理诊断不需要借助分子检测，但是那些以分子改变命名的肾癌及遗传性肾癌则需要分子检测协助确诊。分子检测方法包括 FISH 和基因测序（现在基本上是 NGS）。FISH 主要用于 *TFE3* 重排肾癌、*TFEB* 改变的肾癌和 *ALK* 重排的肾癌的诊断。此外 FISH 也可以检测到基因扩增（如 *TFEB* 基因扩增）。需要注意的是，当 2 个重排基因在染色体上的距离靠得很近的时候，FISH 检测有可能会出现假阴性（FISH 检测的分辨率不足以发现重排），这时候需要用 *RNA* 融合基因检测的方法来检测基因重排。

基因检测除了协助诊断外，有时候还能为选择治疗方案提供依据。对于遗传性肾癌，建议进行胚系基因变异的检测（肿瘤组织和 EDTA 抗凝外周血）。采用的 panel 所包含的基因多少要根据实际情况而定，建议至少需要包括肾肿瘤中常见的胚系突变基因、易感基因和生物学行为相关的基因，包括 *ALK*、*BAP1*、*MET*、*ELOC*、*FH*、*FLCN*、*MITF*、*MLH1*、*MSH2*、*MSH6*、*PMS2*、*EPCAM*、*PTEN*、*SDHA*、*SDHB*、*SDHC*、*SDHD*、*TSC1*、*TSC2*、*VHL* 等。如果患者家系成员同时患有其他非肾癌或者遗传性疾病，建议采用大的基因检测 panel（80 个基因以上）或者全外显子测序，以避免漏检某些少见的胚系基因突变。基因检测没有发现突变的情况下，还需要考虑大片段缺失的情况，此种情况建议采用多重连接依赖探针扩增技术（multiplex ligation-dependent probe amplification，MLPA）来检测。

DNA 或者 RNA 的质量对于基因检测非常重要，需要标本及时固定（离体 30 分钟内固定）。为保证组织充分固定，应把肿瘤切开固定，固定液的体积一般要达到固定组织的 3~5 倍，固定时间 6~72 小时。

2.3 遗传性肾癌及其诊断

依据是否具有家族遗传性特点，可以将肾癌分为遗传性肾癌和散发性肾癌。临床诊断的肾癌大多数是散发性肾癌，*VHL* 基因异常是散发性肾癌最常见的基因异常，超过 50% 的散发性透明细胞肾癌中都存在该基因的突变或沉默。而遗传性肾癌是指具有特定基因改变并具有家族聚集倾向的肾癌，占全部肾癌的 2%~4%[20，23-36]。对于发病年龄 ≤46 岁且肾脏肿瘤病变表现为双侧、多灶性及有肾癌家族史的患者，推荐进行遗传学方面的基因检测。鉴于绝大多数遗传性肾癌综合征由胚系基因突变所致，推荐进行胚系基因变异检测，具体详见肾癌的分子检测章节。

遗传性肾癌主要包括希佩尔 - 林道病（VHL 病）、伯特 - 霍格 - 迪贝综合征（BHD 综合征）、结节性硬化症（TSC）、遗传性乳头状肾癌（HPRC）、遗传性平滑肌瘤病和肾癌（HLRCC）、遗传性副神经节瘤 / 嗜铬细胞瘤综合征（PGL/PCC）以及 BAP1 肿瘤易感综合征（BAP1）。目前遗传性肾癌的术前诊断仍然具有相当的难度，需要遗传学相关的基因检测与活检或手术病理相结合才能明确。

常见遗传性肾癌及临床表现

综合征	突变位点	主要病理类型	综合征临床表现
VHL 病（Von Hippel-Lindal disease）	*VHL*	透明细胞肾细胞癌	肾细胞癌，肾囊肿，嗜铬细胞瘤，胰腺肾脏囊肿，神经系统视网膜血管母细胞瘤，副神经节瘤，胰腺内分泌肿瘤，内淋巴囊肿瘤，附睾腺瘤
HPRC（遗传性乳头状肾细胞癌）	*MET*	乳头状肾细胞癌Ⅰ型	没有肾脏以外的病变表现
BHD 综合征（Birt-Hogg-Dubé syndrome）	*FLCN*	嫌色细胞肾细胞癌 嗜酸细胞瘤 混合型嗜酸性肿瘤 透明细胞肾细胞癌	肾细胞癌，混合性嫌色-嗜酸性肾细胞癌，皮肤病变（纤维毛囊瘤、毛盘瘤、软垂疣），肺囊肿（容易引起自发性肺气胸）
HLRCC（遗传性平滑肌瘤病和肾细胞癌）	*FH*	延胡索酸水化酶（FH）缺陷型肾细胞癌	肾细胞癌，皮肤平滑肌瘤，子宫肌瘤，副节瘤

常见遗传性肾癌及临床表现（续）

综合征	突变位点	主要病理类型	综合征临床表现
SDH RCC（琥珀酸脱氢酶相关肾细胞癌）	*SDHA*，*SDHB*，*SDHC*，*SDHD*，*SDHAF2*	SDH 缺陷型肾细胞癌	肾细胞癌，副神经节瘤，嗜铬细胞瘤，胃肠道间质瘤，垂体腺瘤，肺软骨瘤
TSC（结节性硬化症）	*TSC1* *TSC2*	嗜酸性实囊性肾细胞癌，*TCEB1* 突变的肾细胞癌，伴有平滑肌间质的肾细胞癌，嫌色细胞肾细胞癌，未能分类的肾细胞癌	双侧多发血管平滑肌脂肪瘤，肾细胞癌，肾囊肿，视网膜错构瘤，皮肤血管纤维瘤，心脏横纹肌瘤，室管膜下巨细胞胶质细胞胶质瘤等
多发性错构瘤综合征（Cowden syndrome）	*PTEN*	透明细胞肾细胞癌 乳头状肾细胞癌 嫌色细胞肾细胞癌	肾细胞癌，乳腺癌，滤泡性甲状腺癌，子宫内膜癌

常见遗传性肾癌及临床表现（续）

综合征	突变位点	主要病理类型	综合征临床表现
HPT-JT（甲状旁腺功能亢进-颌骨肿瘤综合征）	*HRPT2*	肾脏混合性上皮间质肿瘤 肾母细胞瘤（Wilms瘤）、其他	肾脏混合性上皮间质肿瘤，肾囊肿，肾母细胞瘤（Wilms瘤），甲状旁腺功能亢进，甲状旁腺癌，子宫肿瘤（平滑肌瘤、腺肉瘤），颌骨骨化性纤维瘤
BAP1易感性肿瘤综合征	*BAP1*	透明细胞肾细胞癌	透明细胞肾细胞癌，葡萄膜黑色素瘤，皮肤黑色素瘤，间皮瘤，肝细胞癌，胆管细胞癌，皮肤基底细胞癌，脑膜瘤，乳腺癌，肺癌，甲状腺癌，唾液腺癌

【注释】

遗传性肾癌少见，对于年轻、肿瘤表现为多灶性、双侧发病的患者，应警惕其可能性，进一步诊断及治疗需要包含遗传学专业的多学科讨论。

参考文献

[1] LANE BR, SAMPLASKI MK, HERTS BR, et al. Renal mass biopsy: a renaissance? . J Urol, 2008, 179 (1): 20-27.

[2] CATE F, KAPP ME, ARNOLD SA, et al. Core needle biopsy and fine needle aspiration alone or in combination: diagnostic accuracy and impact on management of renal masses. J Urol, 2017, 197 (6): 1396-1402.

[3] MARCONI L, DABESTANI S, LAM TB, et al. Systematic review and meta-analysis of diagnostic accuracy of percutaneous renal tumour biopsy. Eur Urol, 2016, 69 (4): 660-673.

[4] SOKHI HK, MOK WY, PATEL U. Stage T_{3a} renal cell carcinoma: staging accuracy of CT for sinus fat, perinephric fat or renal vein invasion. Br J Radiol, 2015, 88 (1045): 20140504.

[5] GONG IH, HWANG J, CHOI DK, et al. Relationship among total kidney volume, renal function and age. J Urol, 2012, 187 (1): 344-349.

[6] JANUS CL, MENDELSON DS. Comparison of MRI and CT for study of renal and perirenal masses. Crit Rev Diagn Imaging, 1991, 32 (2): 69-118.

[7] MUELLER-LISSE UG, MUELLER-LISSE UL. Imaging of advanced renal cell carcinoma. World J Urol, 2010, 28 (3): 253-261.

[8] KABALA JE, GILLATT DA, PERSAD RA, et al. Magnetic resonance imaging in the staging of renal cell carcinoma. Br J Radiol, 1991, 64 (764): 683-689.

[9] PARK JW, JO MK, LEE HM. Significance of ^{18}F-fluorodeoxyglucose positron-emission tomography/computed tomography for the postoperative surveillance of advanced renal cell carcinoma. BJU Int, 2009, 103 (5): 615-619.

[10] BECHTOLD RE, ZAGORIA RJ. Imaging approach to staging of renal cell carcinoma. Urol Clin North Am, 1997,

24 (3): 507-522.
[11] MILES KA, LONDON NJ, LAVELLE JM, et al. CT staging of renal carcinoma: a prospective comparison of three dynamic computed tomography techniques. Eur J Radiol, 1991, 13 (1): 37-42.
[12] LIM DJ, CARTER MF. Computerized tomography in the preoperative staging for pulmonary metastases in patients with renal cell carcinoma. J Urol, 1993, 150 (4): 1112-1114.
[13] HEIDENREICH A, RAVERY V. Preoperative imaging in renal cell cancer. World J Urol, 2004, 22 (5): 307-315.
[14] SHETH S, SCATARIGE JC, HORTON KM, et al. Current concepts in the diagnosis and management of renal cell carcinoma: role of multidetector CT and three-dimensional CT. Radiographics, 2001, 21: S237-S254.
[15] MARSHALL ME, PEARSON T, SIMPSON W, et al. Low incidence of asymptomatic brain metastases in patients with renal cell carcinoma. Urology, 1990, 36 (4): 300-302.
[16] KOGA S, TSUDA S, NISHIKIDO M, et al. The diagnostic value of bone scan in patients with renal cell carcinoma. J Urol, 2001, 166 (6): 2126-2128.
[17] HENRIKSSON C, HARALDSSON G, ALDENBORG F, et al. Skeletal metastases in 102 patients evaluated before surgery for renal cell carcinoma. Scand J Urol Nephrol, 1992, 26 (4): 363-366.
[18] SEAMAN E, GOLUBOFF ET, ROSS S, et al. Association of radionuclide bone scan and serum alkaline phosphatase in patients with metastatic renal cell carcinoma. Urology, 1996, 48 (5): 692-695.
[19] WHO Classification of Tumours Editorial Board. WHO Classification of Tumours: Urinary and Male Genital Tumours. 5th ed. Lyon (France): International Agency for Research on Cancer, 2022.
[20] ZHAO J, TANG Y, HU X, et al. Patients with ASPSCR1-TFE3 fusion achieve better response to ICI based combination therapy among TFE3-rearranged renal cell carcinoma. Mol Cancer, 2024, 23 (1): 132.
[21] MOCH H, CUBILLA AL, HUMPHREY PA, et al. The 2016 WHO classification of tumours of the urinary system and male genital organs-part A: renal, penile, and testicular tumours. Eur Urol, 2016, 70 (1): 93-105.

[22] DELAHUNT B, CHEVILLE JC, MARTIGNONI G, et al. The International Society of Urological Pathology (ISUP) grading system for renal cell carcinoma and other prognostic parameters. Am J Surg Pathol, 2013, 37 (10): 1490-1504.
[23] SRIGLEY JR, DELAHUNT B, EBLE JN, et al. The International Society of Urological Pathology (ISUP) vancouver classification of renal neoplasia. Am J Surg Pathol, 2013, 37 (10): 1469-1489.
[24] SHUCH B, VOURGANTI S, RICKETTS CJ, et al. Defining early-onset kidney cancer: implications for germline and somatic mutation testing and clinical management. J Clin Oncol, 2014, 32 (5): 431-437.
[25] PIGNOT G, ELIE C, CONQUY S, et al. Survival analysis of 130 patients with papillary renal cell carcinoma: prognostic utility of type 1 and type 2 subclassification. Urology, 2007, 69 (2): 230-235.
[26] PRZYBYCIN CG, MAGI-GALLUZZI C, MCKENNEY JK, et al. Hereditary syndromes with associated renal neoplasia: a practical guide to histologic recognition in renal tumor resection specimens. Adv Anat Pathol, 2013, 20 (4): 245-263.
[27] SHUCH B, SINGER EA, BRATSLAVSKY G. The surgical approach to multifocal renal cancers: hereditary syndromes, ipsilateral multifocality, and bilateral tumors. Urol Clin North Am, 2012, 39 (2): 133-148.
[28] BRATSLAVSKY G, LIU JJ, JOHNSON AD, et al. Salvage partial nephrectomy for hereditary renal cancer: feasibility and outcomes. J Urol, 2008, 179 (1): 67-70.
[29] HSIEH JJ, PURDUE MP, SIGNORETTI S, et al. Renal cell carcinoma. Nat Rev Dis Primers, 2017, 3: 17009.
[30] SHUCH B, ZHANG J. Genetic predisposition to renal cell carcinoma: implications for counseling, testing, screening, and management. J Clin Oncol, 2018, 36 (36): 3560-3566.
[31] CARLO MI, HAKIMI AA, STEWART GD, et al. Familial kidney cancer: implications of new syndromes and molecular insights. Eur Urol, 2019, 76 (6): 754-764.
[32] GROMOWSKI T, MASOJĆ B, SCOTT RJ, et al. Prevalence of the E318K and V320I MITF germline mutations in

Polish cancer patients and multiorgan cancer risk: a population-based study. Cancer Genet, 2014, 207 (4): 128-132.

[33] LAU HD, CHAN E, FAN AC, et al. A clinicopathologic and molecular analysis of fumarate hydratase-deficient renal cell carcinoma in 32 patients. Am J Surg Pathol, 2020, 44 (1): 98-110.

[34] GUPTA S, ARGANI P, JUNGBLUTH AA, et al. TFEB Expression profiling in renal cell carcinomas: clinicopathologic correlations. Am J Surg Pathol, 2019, 43 (11): 1445-1461.

[35] CARBONE M, HARBOUR JW, BRUGAROLAS J, et al. Biological mechanisms and clinical significance of BAP1 mutations in human cancer. Cancer Discov, 2020, 10 (8): 1103-1120.

[36] LAITMAN Y, NEWBERG J, MOLHO RB, et al. The spectrum of tumors harboring BAP1 gene alterations. Cancer Genet, 2021, 256-257: 31-35.

[37] BARABAN EG, ELIAS R, LIN MT, et al. High-grade, nonsarcomatoid chromophobe renal cell carcinoma: a series of 22 cases with novel molecular features on a subset. Mod Pathol, 2024, 37 (5): 100472.

3 预后影响因素及其评分

影响肾癌患者预后最主要的因素是病理分期。此外，组织学分级、患者的体力状态评分、症状、肿瘤中是否有组织坏死、一些生化指标异常和变化等因素也与肾癌预后有关。目前采用肿瘤综合预后评估模型进行评估，肿瘤综合预后评估模型由患者的肿瘤病理组织学和临床特征、实验室检查数据等多因素构成，在肾癌发展的相应阶段采用相应模型进行评估，有利于判断患者预后，是肾癌诊疗及随访过程中的强有力工具。目前对于肾癌术后预后分级系统有加利福尼亚大学洛杉矶分校分级系统（University of California，Los Angeles Integrated Staging System，UISS）等[1-2]，但应该更为广泛的是国际转移性肾癌数据库联盟（IMDC）晚期肾癌预后模型、纪念斯隆凯特琳癌症中心（MSKCC）晚期肾癌预后模型，随着越来越多治疗的涌现，晚期肾癌的预后获得提高，预后模型也处在不断优化中。

3.1 国际转移性肾癌数据库联盟（IMDC）晚期肾癌预后模型[3-4]

预后因素[a]	预后分层
确诊原发肾癌至系统治疗的间隔时间<1 年	低危：0 项不良预后因素
Karnofsky 行为状态评分<80%	中危：1~2 项不良预后因素
血红蛋白<正常值下限	高危：≥3 项不良预后因素
血清校正钙[b]>正常值上限	
中性粒细胞计数绝对值>正常值上限	
血小板计数绝对值>正常值上限	

【注释】

a 该模型来源于晚期肾癌靶向治疗时代数据。

b 血清校正钙的计算公式：校正钙（mmol/L）= 总血钙［测量值（mmol/L）］+ 0.02 ×［47– 血中白蛋白浓度（g/L）］。

3.2 纪念斯隆凯特琳癌症中心（MSKCC）晚期肾癌预后模型[5]

预后因素[a]	预后分层
乳酸脱氢酶>正常值上限 1.5 倍	低危：0 项不良预后因素
血红蛋白<正常值下限	中危：1~2 项不良预后因素
血清校正钙[b]>正常值上限	高危：≥3 项不良预后因素
确诊原发肾癌至系统治疗的间隔时间<1 年	
Karnofsky 行为状态评分<80%	

【注释】

a　该模型来源于晚期肾癌细胞因子治疗时代的数据。

参考文献

[1] ZISMAN A, PANTUCK AJ, DOREY F, et al. Improved prognostication of renal cell carcinoma using an integrated staging system. J Clin Oncol, 2001, 19 (6): 1649-1657.

[2] PATARD JJ, KIM HL, LAM JS, et al. Use of the University of California Los Angeles integrated staging system to

predict survival in renal cell carcinoma: an international multicenter study. J Clin Oncol, 2004, 22 (16): 3316-3322.
[3] HENG DY, XIE W, REGAN MM, et al. Prognostic factors for overall survival in patients with metastatic renal cell carcinoma treated with vascular endothelial growth factor-targeted agents: results from a large, multicenter study. J Clin Oncol, 2009, 27 (34): 5794-5799.
[4] KO JJ, XIE W, KROEGER N, et al. The International Metastatic Renal Cell Carcinoma Database Consortium model as a prognostic tool in patients with metastatic renal cell carcinoma previously treated with first-line targeted therapy: a population-based study. Lancet Oncol, 2015, 16 (3): 293-300.
[5] MOTZER RJ, MAZUMDAR M, BACIK J, et al. Survival and prognostic stratification of 670 patients with advanced renal cell carcinoma. J Clin Oncol, 1999, 17 (8): 2530-2540.

4 外科治疗

局限性肾癌是指肿瘤局限于肾脏被膜内，包括临床分期为 T_1 和 T_2 的肿瘤。随着影像学技术的广泛应用及健康体检的普及，局限性肾癌在肾癌患者中占比已经超过 50%。而局部进展性肾癌是指肿瘤突破肾脏被膜累及肾周脂肪或肾窦脂肪，但仍局限于肾周筋膜内，或肿瘤累及肾静脉或下腔静脉或伴有区域淋巴结转移，无远处转移的肾癌。虽然目前肾癌在分子生物学方面取得了巨大进展，但对于局限性和局部进展性肾癌患者而言，外科手术仍然是首选的、可能使肾癌患者获得治愈的治疗方式。而转移性肾癌无法经单纯外科手术治愈，但外科手术作为多学科综合治疗的一部分，仍具有重要作用。

4.1 局限性肾癌的处理原则

患者状态	分期	Ⅰ级推荐	Ⅱ级推荐	Ⅲ级推荐
耐受手术	T_{1a}	保留肾单位手术［2A 类］[a] 不推荐区域淋巴结清扫术［1A 类］[b]	肾根治性切除术［2A 类］[c]	
	T_{1b}	根治性肾切除术［2A 类］ 保留肾单位手术		
	T_2	根治性肾切除术［2A 类］	保留肾单位手术［2A 类］[d]	
不耐受手术	T_1		密切观察［2A 类］[e] 消融治疗［2A 类］[f] 立体定向放疗[g]［2B 类］	
	T_2			消融治疗［2B 类］ 立体定向放疗[g]

【注释】

a 手术可采用开放式手术、腹腔镜手术或机器人手术系统实施。手术可经腹腔或经后腹腔入路，尚无证据显示某种手术方式在肿瘤控制方面存在显著差异[1-6]。术中切除肿瘤周围正常肾组织的厚度并非一个关键性问题，只要保证最终手术标本切缘阴性即可。文献报道保留肾单位手术后病理切缘阳性率为3%~8%，但只有具有不良病理特征（核分级3~4级）的患者术后复发风险增高，因此对有不良病理特征又切缘阳性患者应谨慎考虑补救性根治性肾切除。

（1）多数回顾性文献证实接受保留肾单位手术患者的术后慢性肾脏病（CKD）发生率低于根治性切除术者，同时有回顾性研究显示，对于早期局限性肾癌，保留肾单位手术与根治手术相比有生存获益，但迄今唯一的一项随机对照临床研究结果显示，保留肾单位手术治疗肾癌与根治性肾切除相比，生存没有差异[7-9]。

（2）遗传性肾癌的手术原则是根据其生物学行为进行分级管理。对于 VHL 病、BHD 综合征、HPRC，病灶不超过 3cm，可以密切观察；如超过 3cm，可考虑切除肿瘤的保留肾单位手术。HLRCC 与 SDH 综合征恶性程度高，建议行根治性肾切除术[10]。

（3）肾囊性病变的手术原则，依照 Bosniak 分级（附录 8.5）进行评估。Ⅰ级为单纯性囊肿，为良性，有症状可行囊肿去顶术；Ⅱ级和ⅡF 级中恶性比例为 9% 和 18%，Ⅲ级中约 50% 为恶性，Ⅳ级中有 86% 为恶性，如进行外科干预，不能采取囊肿去顶术，根据情况可选择保肾手术或根治性肾切除，但应避免肿瘤破裂囊液污染术野[11]。

b 当前尚无证据表明淋巴结清扫能够使患者获益，若无影像学证据，不推荐对局限性肾癌患者行区域或扩大淋巴结清扫术[12]。

c 以下情况谨慎考虑行保留肾单位手术：残存肾实质体积不足以维持器官功能；肿瘤所处部位不佳，如与肾血管毗邻等；影像学显示肿瘤与正常肾组织界限不清晰或包膜不完整等；未停用抗凝药物。另外，对于腹腔镜下完成保留肾单位手术有困难的患者，应该首先考虑开放式保留肾单位手术。

d 可耐受手术且存在以下情况时，手术方式应尽量考虑保留肾单位手术：肾功能不全、孤立肾、双侧肾癌。

e 预期寿命短、高龄（>75 岁）、KPS 评分差、合并基础疾病较多的肾脏小肿瘤患者，密切观察随访也是一个合理的选择[13-17]。

f 消融治疗［射频消融（RFA）、冷冻消融和高强度聚焦超声（HIFU）］和立体定向放疗（SBRT）可以用于不适合手术的小肾癌患者，应严格按适应证慎重选择。

g 对于不耐受手术的局限性肾癌患者，在有条件的单位，可考虑行 SBRT。SBRT 是指应用专用设备对肿瘤进行精准定位和照射的治疗方法，主要特征是大分割、高分次剂量、短疗程和高度适形，关键技术是将根治肿瘤的大剂量放疗在保障正常组织安全的前提下精准实施。多项Ⅱ期前瞻性临床研究和两项回顾性系统分析显示，SBRT 治疗肾癌原发灶具有良好的局部控制率和安全性，T_{1a} 与 T_{1b} 的患者接受根治性 SBRT 疗效相当[18-21]。

4.2 局部进展期肾癌的处理原则

状态	分期	Ⅰ级推荐	Ⅱ级推荐	Ⅲ级推荐
耐受手术	$T_{3a}N_x$	肾根治性切除术［2A 类］[a]		
	$T_{3b}/T_{3c}N_x$		肾根治性切除术 + 下腔静脉瘤栓术［2B 类］[a，b]	
	T_4N_x		肾根治性切除术［2B 类］[a，b，c]	
不耐受手术	$T_{3\sim4}N_x$	临床研究 系统性药物治疗［1A 类］		局部消融［2B 类］ 局部栓塞[d]

【注释】

a 对于区域淋巴结可疑转移的患者（术前影像学提示或术中探查发现），可考虑行区域淋巴结清扫。回顾性研究表明，对于具有不良预后因素（cN_+、肉瘤样分化、大肿瘤）的患者行扩大淋巴结清扫可以延长肿瘤特异性生存[12，22-23]。对于孤立肾、对侧肾功能不全等特殊情况的 T_{3a} 期患者，如肿瘤较小（直径小于 4cm）、单发且不位于肾门部位，在保证完整切除的情况下可选择行肾部分切除术。

b 肾癌患者中，4%~10% 可能合并腔静脉瘤栓，其中 55%~70% 能够通过根治性肾切除联合腔静脉瘤栓切除。推荐术前进行 MRI 检查（或增强 CT）明确瘤栓累及范围，以利于制订治疗方案。肾癌合并下腔静脉瘤栓，可考虑靶向联合免疫新辅助治疗[24-25]，癌栓降期后再行手术。由于手术复杂，围手术期并发症多和病死风险大，应由经验丰富的多学科团队联合手术[26-29]。

c 肿瘤累及同侧肾上腺，须行肾上腺切除术[30-31]。

d 不耐受手术但血尿严重或腰痛临床症状明显的患者，可考虑行肾动脉栓塞以缓解症状[32]。

4.3 特殊转移情况下的处理原则

肾癌即使出现局部复发或远处转移，部分患者仍然能从减瘤性肾切除或转移灶切除中获益，但需要 MDT 制订整体治疗策略，合理选择人群。

4.3.1 初诊为转移性肾癌的处理原则

分层	Ⅰ级推荐	Ⅱ级推荐	Ⅲ级推荐
耐受手术[a]	系统性药物治疗［1A 类］[b] 减瘤性肾切除术 + 术后系统性药物治疗［2A 类］[c，d] 系统性药物治疗后行减瘤性肾切除［2A 类］[e]		
不耐受手术[a]	系统性药物治疗［1A 类］[b]		

【注释】

a 对于同时转移的晚期肾癌，建议多学科讨论制订治疗策略。

b 舒尼替尼单药与联合减瘤性肾切除术比较治疗晚期肾癌的随机对照Ⅲ期临床研究（CARMENA 研究）显示，晚期肾癌单药舒尼替尼治疗获得的生存时间中位数为 18.4 个月，非劣效于减瘤术联合舒尼替尼治疗组（13.9 个月）[33]。

c 既往回顾性研究显示减瘤术肾切除术后接受靶向治疗较单纯靶向治疗具有生存获益[34]。结合

外科治疗

CARMENA 研究，晚期肾癌即刻减瘤术宜选择人群：年轻，一般情况良好，MSKCC 预后分层或 IMDC 预后分层为中危患者，转移灶瘤负荷小，原发病灶可完全切除患者。一般情况差、MSKCC 或 IMDC 预后为高危，肿瘤负荷大和 / 或伴肉瘤样分化的患者不建议接受即刻减瘤性肾切除术[33]。

d 对于同时性寡转移的晚期肾癌，可考虑同时或分期行寡转移灶的手术切除、立体定向放疗、消融等局部治疗。寡转移是指转移灶数目有限且能通过手术等局部治疗手段达到局部根治效果的状态。

e 一项转移性肾癌接受即刻与延迟减瘤性肾切除的随机对照Ⅲ期临床研究（SURTIME）结果显示，延迟减瘤性肾切除术较即刻减瘤性肾切除可能获得更高的 OS[35]。

4.3.2 肾癌术后异时性转移的处理原则

分层	转移灶类型	Ⅰ级推荐	Ⅱ级推荐	Ⅲ级推荐
耐受手术 [a]	寡转移灶 / 局部复发 [b]	手术切除［2A 类］ 系统性药物治疗［1A 类］	局部消融［2A 类］ 立体定向放疗［2A 类］	
	伴多发转移灶	系统性药物治疗［1A 类］[c]		
不耐受手术	寡转移灶	系统性药物治疗［1A 类］	局部消融［2A 类］ 立体定向放疗［2A 类］	
	伴多发转移灶	系统性药物治疗［1A 类］[c]		

【注释】

a 建议经多学科讨论制订治疗策略。外科手术宜选择人群：一般情况良好，MSKCC 预后或 IMDC 预后为低中危患者，病理为透明细胞癌，原发灶手术至出现远处转移时间 2 年以上，转移灶可完全手术切除[36-37]。

b 对于寡转移或局部复发的晚期肾癌，可考虑同时或分期行寡转移灶的手术切除、立体定向放疗、消融等局部治疗。寡转移是指转移灶数目有限且能通过手术等局部治疗手段达到局部根治效果的状态。

c 肾癌术后转移接受全身靶向药物期间，针对骨转移等选择性病变联合局部立体定向放疗有助于局部控制等获益[38]。

4.3.3 肾癌骨转移

肾癌容易发生骨转移，在所有出现转移的器官排序中，其发生率仅次于肺，居肾癌好发转移部位的第二位。

肾癌骨转移在X线片的主要表现为溶骨性骨质破坏，发病部位多见于脊柱、骨盆和四肢近端骨骼，多发常见，偶有单发骨转移。肾癌骨转移主要症状为病变部位进行性疼痛加重；严重者可出现病理骨折、椎体压缩及脊髓受压所致的截瘫等骨相关事件（SRE）。治疗前需要根据Mirels[39]、SINS[40]及Frankel评分[41]，评估骨的受损状况及脊髓的安全性，对于存在骨折、脊柱不稳定及脊髓受压风险的患者，首先考虑手术治疗，后续再考虑放疗和内科药物治疗。

肾癌骨转移患者应采用以抗肿瘤系统性治疗药物为主，与手术、放疗、骨靶向药物［特指二膦酸盐及NF-κB受体激活蛋白配体（RANKL）抑制剂］等相结合的综合治疗[42-43]。对孤立或承重骨转移灶，可考虑手术方法切除；承重骨转移伴有骨折风险的患者可采用预防性内固定术等方法，避免骨相关事件的发生。对于已出现病理性骨折或脊髓的压迫症状，符合下列3个条件的患者推荐首选手术治疗：①预计患者存活期>3个月；②体能状态良好；③术后能改善患者的生活质量，为进一步全身治疗和护理创造条件。经皮椎体成形术可用于治疗脊柱溶骨性破坏和椎体病理性塌陷，可提高转移部位硬度和受力压强，缓解局部疼痛，但要严格掌握适应证，否则会出现骨水泥压迫脊髓及骨水泥进入血管的并发症。局部姑息性低剂量放疗对减轻骨转移疼痛有一定作用，但不能降低骨折的风险。对于局限性骨转移，具备 SBRT 开展条件的单位应首先推荐 SBRT 治疗。

4.3.4 肾癌脑转移

肾癌脑转移发生率为 2%~15%，易合并肿瘤出血及颅内水肿，预后不佳。手术切除和放疗是肾癌脑转移的有效且重要的治疗方法[44]。对体能状态良好、单纯脑转移（≤3 个，最大直径≤3cm）首选立体定向放疗或脑外科手术联合放疗；对多发脑转移（脑转移灶>3 个，最大直径>3cm），全脑放疗意义有限。局部处理后，须根据患者的耐受情况，进行全身抗肿瘤药物治疗。

4.3.5 肾癌肝转移

肾癌患者出现肝转移，应首先考虑全身性抗肿瘤治疗；如全身治疗无效，可考虑联合肝脏转移灶的局部治疗，如肝动脉栓塞灌注化疗等。这些治疗可作为综合治疗的一部分，以加强肝转移灶的局部控制，单独使用治疗意义不大。

参考文献

[1] HEMAL AK, KUMAR A. A prospective comparison of laparoscopic and robotic radical nephrectomy for $T_{1-2}N_0M_0$ renal cell carcinoma. World J Urol, 2009, 27 (1): 89-94.

[2] HEMAL AK, KUMAR A, KUMAR R, et al. Laparoscopic versus open radical nephrectomy for large renal tumors: a long-term prospective comparison. J Urol, 2007, 177 (3): 862-866.

[3] GILL IS, KAVOUSSI LR, LANE BR, et al. Comparison of 1, 800 laparoscopic and open partial nephrectomies for single renal tumors. J Urol, 2007, 178 (1): 41-46.
[4] LANE BR, GILL IS. 7-year oncological outcomes after laparoscopic and open partial nephrectomy. J Urol, 2010, 183 (2): 473-479.
[5] GONG EM, ORVIETO MA, ZORN KC, et al. Comparison of laparoscopic and open partial nephrectomy in clinical T_{1a} renal tumors. J Endourol, 2008, 22 (5): 953-957.
[6] MARSZALEK M, MEIXL H, POLAJNAR M, et al. Laparoscopic and open partial nephrectomy: a matched-pair comparison of 200 patients. Eur Urol, 2009, 55 (5): 1171-1178.
[7] HUANG WC, LEVEY AS, SERIO AM, et al. Chronic kidney disease after nephrectomy in patients with renal cortical tumours: a retrospective cohort study. Lancet Oncol, 2006, 7 (9): 735-740.
[8] GO AS, CHERTOW GM, FAN D, et al. Chronic kidney disease and the risks of death, cardiovascular events, and hospitalization. N Engl J Med, 2004, 351 (13): 1296-1305.
[9] VAN POPPEL H, DA POZZO L, ALBRECHT W, et al. A prospective, randomised EORTC inter-group phase 3 study comparing the oncologic outcome of elective nephron-sparing surgery and radical nephrectomy for low-stage renal cell carcinoma. Eur Urol, 2011, 59 (4): 543-552.
[10] SHUCH B, ZHANG J. Genetic predisposition to renal cell carcinoma: implications for counseling, testing, screening, and management. J Clin Oncol, 2018, 36 (36): 3560-3566.
[11] SCHOOTS IG, ZACCAI K, HUNINK MG, et al. Bosniak classification for complex renal cysts reevaluated: a systematic review. J Urol, 2017, 198 (1): 12-21.
[12] BLOM JH, VAN POPPEL H, MARECHAL JM, et al. Radical nephrectomy with and without lymph-node dissection: final results of European Organization for Research and Treatment of Cancer (EORTC) randomized phase 3 trial 30881. Eur Urol, 2009, 55 (1): 28-34.

[13] SUN M, BIANCHI M, TRINH QD, et al. Comparison of partial vs. radical nephrectomy with regard to other-cause mortality in T_1 renal cell carcinoma among patients aged >/=75 years with multiple comorbidities. BJU Int, 2013, 111 (1): 67-73.
[14] JEWETT MA, MATTAR K, BASIUK J, et al. Active surveillance of small renal masses: progression patterns of early stage kidney cancer. Eur Urol, 2011, 60 (1): 39-44.
[15] SMALDONE MC, KUTIKOV A, EGLESTON BL, et al. Small renal masses progressing to metastases under active surveillance: a systematic review and pooled analysis. Cancer, 2012, 118 (4): 997-1006.
[16] CRISPEN PL, VITERBO R, BOORJIAN SA, et al. Natural history, growth kinetics, and outcomes of untreated clinically localized renal tumors under active surveillance. Cancer, 2009, 115 (13): 2844-2852.
[17] ROSALES JC, HARAMIS G, MORENO J, et al. Active surveillance for renal cortical neoplasms. J Urol, 2010, 183 (5): 1698-1702.
[18] CORREA RJM, LOUIE AV, ZAORSKY NG, et al. The emerging role of stereotactic ablative radiotherapy for primary renal cell carcinoma: a systematic review and meta-analysis. Eur Urol Focus, 2019, 5 (6): 958-969.
[19] SIVA S, LOUIE AV, WARNER A, et al. Pooled analysis of stereotactic ablative radiotherapy for primary renal cell carcinoma: a report from the International Radiosurgery Oncology Consortium for Kidney (IROCK). Cancer, 2018, 124 (5): 934-942.
[20] SIVA S, CORREA RJM, WARNER A, et al. Stereotactic ablative radiotherapy for $\geqslant T_{1b}$ primary renal cell carcinoma: a report from the International Radiosurgery Oncology Consortium for Kidney (IROCK). Int J Radiat Oncol Biol Phys, 2020, 108 (4): 941-949.
[21] SIVA S, LOUIE AV, KOTECHA R, et al. Stereotactic body radiotherapy for primary renal cell carcinoma: a systematic review and practice guideline from the International Society of Stereotactic Radio-surgery (ISRS). Lancet Oncol. 2024, 25 (1): e18-e28.

[22] KWON T, SONG C, HONG JH, et al. Reassessment of renal cell carcinoma lymph node staging: analysis of patterns of progression. Urology, 2011, 77 (2): 373-378.
[23] CAPITANIO U, SUARDI N, MATLOOB R, et al. Extent of lymph node dissection at nephrectomy affects cancer-specific survival and metastatic progression in specific sub-categories of patients with renal cell carcinoma (RCC). BJU Int, 2014, 114 (2): 210-215.
[24] GU L, PENG C, LIANG Q, et al. Neoadjuvant toripalimab plus axitinib for clear cell renal cell carcinoma with inferior vena cava tumor thrombus: NEOTAX, a phase 2 study. Signal Transduct Target Ther, 2024, 9 (1): 264.
[25] HUANG J, WANG Y, XU F, et al. Neoadjuvant toripalimab combined with axitinib in patients with locally advanced clear cell renal cell carcinoma: a single-arm, phase Ⅱ trial. J Immunother Cancer, 2024, 12 (6): e008475.
[26] BLUTE ML, LEIBOVICH BC, LOHSE CM, et al. The Mayo clinic experience with surgical management, complications and outcome for patients with renal cell carcinoma and venous tumour thrombus. BJU Int, 2004, 94 (1): 33-41.
[27] HAFERKAMP A, BASTIAN PJ, JAKOBI H, et al. Renal cell carcinoma with tumor thrombus extension into the vena cava: prospective long-term followup. J Urol, 2007, 177 (5): 1703-1708.
[28] KIRKALI Z, VAN POPPEL H. A critical analysis of surgery for kidney cancer with vena cava invasion. Eur Urol, 2007, 52 (3): 658-662.
[29] WANG B, HUANG Q, LIU K, et al. Robot-assisted level Ⅲ-Ⅳ inferior vena cava thrombectomy: initial series with step-by-step procedures and 1-yr outcomes. Eur Urol, 2020, 78 (1): 77-86.
[30] BEKEMA HJ, MACLENNAN S, IMAMURA M, et al. Systematic review of adrenalectomy and lymph node dissection in locally advanced renal cell carcinoma. Eur Urol, 2013, 64 (5): 799-810.
[31] LANE BR, TIONG HY, CAMPBELL SC, et al. Management of the adrenal gland during partial nephrectomy. J Urol, 2009, 181 (6): 2430-2436.

[32] MAXWELL NJ, SALEEM AMER N, ROGERS E, et al. Renal artery embolisation in the palliative treatment of renal carcinoma. Br J Radiol, 2007, 80 (950): 96-102.
[33] MÉJEAN A, RAVAUD A, THEZENAS S, et al. Sunitinib alone or after nephrectomy in metastatic renal-cell carcinoma. N Engl J Med, 2018, 379 (5): 417-427.
[34] HANNA N, SUN M, MEYER CP, et al. Survival analyses of patients with metastatic renal cancer treated with targeted therapy with or without cytoreductive nephrectomy: a national cancer data base study. J Clin Oncol, 2016, 34 (27): 3267-3275.
[35] BEX A, MULDERS P, JEWETT M, et al. Comparison of immediate vs. deferred cytoreductive nephrectomy in patients with synchronous metastatic renal cell carcinoma receiving sunitinib: the SURTIME randomized clinical trial. JAMA Oncol, 2019, 5 (2): 164-170.
[36] DABESTANI S, MARCONI L, HOFMANN F, et al. Local treatments for metastases of renal cell carcinoma: a systematic review. Lancet Oncol, 2014, 15 (12): e549-e561.
[37] KAVOLIUS JP, MASTORAKOS DP, PAVLOVICH C, et al. Resection of metastatic renal cell carcinoma. J Clin Oncol, 1998, 16 (6): 2261-2266.
[38] HE L, LIU Y, HAN H, et al. Survival outcomes after adding stereotactic body radiotherapy to metastatic renal cell carcinoma patients treated with tyrosine kinase inhibitors. Am J Clin Oncol, 2020, 43 (1): 58-63.
[39] MIRELS H. Metastatic disease in long bones: a proposed scoring system for diagnosing impending pathologic fractures. Clin Orthop Relat Res, 1989 (249): 256-264.
[40] FISHER CG, DIPAOLA CP, RYKEN TC, et al. A novel classification system for spinal instability in neoplastic disease: an evidence-based approach and expert consensus from the Spine Oncology Study Group. Spine (Phila Pa 1976), 2010, 35 (22): E1221-E1229.
[41] FRANKEL HL, HANCOCK DO, HYSLOP G, et al. The value of postural reduction in the initial management of

closed injuries of the spine with paraplegia and tetraplegia. Ⅰ. Paraplegia, 1969, 7 (3): 179-192.
[42] 肾癌骨转移专家共识编写组 . 肾癌骨转移专家共识 (2020 版). 中华肿瘤杂志 , 2020, 42 (7): 537-542.
[43] GRÜNWALD V, EBERHARDT B, BEX A, et al. An interdisciplinary consensus on the management of bone metastases from renal cell carcinoma. Nat Rev Urol, 2018, 15 (8): 511-521.
[44] HASANOV E, YEBOA DN, TUCKER MD, et al. An interdisciplinary consensus on the management of brain metastases in patients with renal cell carcinoma. CA Cancer J Clin, 2022, 72 (5): 454-489.

5 内科治疗

5.1 肾癌术后辅助内科治疗

透明细胞肾细胞癌

术后分期	Ⅰ级推荐	Ⅱ级推荐	Ⅲ级推荐
Ⅰ期	观察（1类）		
Ⅱ期	临床研究[a]	帕博利珠单抗（1类）（仅限于核分级为4级或肉瘤样分化）[b]	密切观察［2A类］
Ⅲ期	临床研究[a]	帕博利珠单抗［1类］[b]	
Ⅳ期（全身无瘤状态）	临床研究[a]	帕博利珠单抗［1类］[b]	

非透明细胞肾细胞癌

术后分期	Ⅰ级推荐	Ⅱ级推荐	Ⅲ级推荐
任何分期	临床研究或密切观察[c]		

【注释】

a 随机对照临床研究结果显示术后辅助细胞因子治疗、放疗和化疗均不能降低患者复发率和转移率。2006 年以来，先后开展了 ASSURE 研究（舒尼替尼 vs. 索拉非尼 vs. 安慰剂）、PROTECT 研究（培唑帕尼 vs. 安慰剂）、ATLAS 研究（阿昔替尼 vs. 安慰剂）等大型Ⅲ期前瞻性临床研究，结果均未发现靶向治疗可以改善无病生存时间（DFS）和 OS[1-3]。尽管舒尼替尼用于中高危肾癌术后辅助治疗的 S-TRAC 研究显示舒尼替尼组的 DFS 较安慰剂组比较，差异有统计学意义（6.8 年 vs. 5.6 年，P=0.03），美国食品药品监督管理局（FDA）基于该项临床研究批准舒尼替尼作为中高危肾癌术后的辅助治疗，但根据研究者的评估结果差异无统计学意义，且总生存未见改善[4-5]。近些年，对于术后中高危肾癌，辅助 PD-1/PD-L1 单抗治疗开展了多项临床研究，KEYNOTE-564 研究显示中高复发风险肾癌术后接受帕博利珠单抗辅助治疗与安慰剂对照组比较可以显著改善无复发生存时间及总生存时间[6-7]。综合上述结果与专家投票讨论，CSCO 肾癌专家委员会推荐将观察作为Ⅰ期肾癌术后辅助治疗的Ⅰ级推荐，对于Ⅱ期中 T_2 合并分级为 4 级或肉瘤成分、Ⅲ期以及转移灶切除术后达到无瘤状态（NED）的肾透明细胞癌患者，首选参加临床研究，将帕博利珠单抗辅助治疗作为Ⅱ级推荐。

b 此数据主要来源于 KEYNOTE-564 研究，此研究为帕博利珠单抗与安慰剂对照用于中高危透明细胞肾癌术后辅助治疗的随机对照Ⅲ期临床研究，主要入组人群：TNM 分期为 T_2 合并分级为 4 级或肉瘤成分、任意分级的 T_3 或 T_4、任意 T 分期合并淋巴结转移，以及 M_1 无瘤状态（NED）的肾癌术后患者，治疗组接受帕博利珠单抗辅助治疗 1 年，至随访时间中位数 57.2 个月时，结果显示两组患者 4 年生存率分别为 91.2% 和 86.0%，差异有统计学意义（*HR*=0.62，95% *CI* 0.44~0.87，*P*=0.005），两组患者的 4 年 DFS 率分别为 64.9% 和 56.6%（*HR*=0.72，95% *CI* 0.59~0.87）[6-7]。亚组分析显示各亚组均能从辅助治疗中获益，其中转移灶切除术后无瘤的患者获益更加显著，安全性分析显示：免疫治疗组治疗相关的不良事件发生率为 79.1%，3~4 级不良反应发生率为 18.9%，其中 3~4 级免疫相关的不良反应发生率为 9.4%，显著高于安慰剂对照组[6-7]。2025 年 ASCO 会议报道了其至少 5 年的更新随访，随访时间中位数为 69.5 个月，5 年的 DFS 率分别为 60.9% 与 52.2%，差异有统计学意义（*HR*=0.71，95% *CI* 0.59~0.86），5 年的 OS 率分别为 87.7% 与 82.3%，差异有统计学意义（*HR*=0.66，95% *CI* 0.48~0.90）。

c 目前，尚缺乏非透明细胞肾癌辅助治疗相关的临床数据，CSCO 肾癌专家委员会将参加临床研究或密切观察作为非透明细胞肾癌术后辅助治疗的 I 级推荐。

5.2 转移性肾癌的内科治疗

转移性肾癌的内科药物治疗取得了快速发展，这些药物从作用机制方面主要分为抗 VEGF/VEGFR 途径（代表药物：索拉非尼、舒尼替尼、培唑帕尼、阿昔替尼、贝伐珠单抗、卡博替尼、仑伐替尼、替沃扎尼、伏罗尼布、安罗替尼）、抑制哺乳动物雷帕霉素靶蛋白（mTOR）途径（代表药物：依维莫司和替西罗莫司）和免疫检查点抑制剂（代表药物：纳武利尤单抗、伊匹木单抗、帕博利珠单抗、特瑞普利单抗、贝莫苏拜单抗）。目前，国家药品监督管理局已经批准索拉非尼、舒尼替尼、培唑帕尼、依维莫司、阿昔替尼、伏罗尼布联合依维莫司、特瑞普利单抗联合阿昔替尼、安罗替尼联合贝莫苏拜单抗用于转移性肾癌的治疗。

5.2.1 转移性或不可切除性透明细胞肾癌的一线治疗策略（低危）

Ⅰ级推荐	Ⅱ级推荐	Ⅲ级推荐
舒尼替尼［1A 类］	安罗替尼 + 贝莫苏拜单抗［1B 类］	卡博替尼 + 纳武利尤单抗［1A 类］[a]
培唑帕尼［1A 类］	阿昔替尼 + 帕博利珠单抗［1A 类］[a]	
索拉非尼［2A 类］	仑伐替尼 + 帕博利珠单抗［1A 类］[a]	
	阿昔替尼［2A 类］	
	密切监测［2B 类］[b]	

【注释】

a 仑伐替尼、纳武利尤单抗、帕博利珠单抗在国内已上市，但未被批准用于晚期肾癌的治疗；卡博替尼尚未于国内上市。

b 透明细胞肾癌术后出现转移，对于转移灶瘤负荷较低且无症状的患者，可考虑每 2~3 个月进行密切复查监测（肝转移及脑转移除外）[8]。

5.2.2 转移性或不可切除性透明细胞肾癌的一线治疗策略（中危）

Ⅰ级推荐	Ⅱ级推荐	Ⅲ级推荐
阿昔替尼＋特瑞普利单抗［1A类］	卡博替尼＋纳武利尤单抗［1A类］	索拉非尼［2A类］
安罗替尼＋贝莫苏拜单抗［1A类］	纳武利尤单抗＋伊匹木单抗［1A类］	阿昔替尼［2A类］
阿昔替尼＋帕博利珠单抗［1A类］	舒尼替尼［1A类］	
仑伐替尼＋帕博利珠单抗［1A类］	培唑帕尼［1A类］	
	卡博替尼［2A类］	

【注释】

a 仑伐替尼、纳武利尤单抗、帕博利珠单抗、伊匹木单抗在国内已上市，但未被批准用于晚期肾癌的治疗；卡博替尼尚未于国内上市。

5.2.3 转移性或不可切除性透明细胞肾癌的一线治疗策略（高危）

Ⅰ级推荐	Ⅱ级推荐	Ⅲ级推荐
阿昔替尼 + 特瑞普利单抗［1A 类］	纳武利尤单抗 + 伊匹木单抗［1A 类］	索拉非尼
安罗替尼 + 贝莫苏拜单抗［1A 类］	卡博替尼 + 纳武利尤单抗［1A 类］	
阿昔替尼 + 帕博利珠单抗［1A 类］	舒尼替尼［1A 类］	
仑伐替尼 + 帕博利珠单抗［1A 类］	培唑帕尼［1A 类］	
	卡博替尼［2A 类］	

【注释】

a 仑伐替尼、纳武利尤单抗、帕博利珠单抗、伊匹木单抗在国内已上市，但未被批准用于晚期肾癌的治疗；卡博替尼尚未于国内上市批准用于晚期肾癌的治疗。

［转移性肾透明细胞癌的一线治疗策略解析］

转移性肾癌根据 MSKCC 或 IMDC 预后模型分为低危、中危、高危，相应人群具有不同的生物学特点。越来越多的证据显示，需要根据危险分层进行治疗选择，低危人群可考虑单独靶向治疗，而中高危人群治疗难度大，更适合靶向联合免疫治疗。

1. 靶向治疗

（1）舒尼替尼（sunitinib）：用于晚期肾癌一线治疗的数据主要基于一项舒尼替尼与干扰素对照用于晚期肾癌的随机对照Ⅲ期临床研究，证实舒尼替尼客观缓解率为31%，较干扰素显著延长无疾病进展时间，达到11.0个月，OS中位数为26.4个月[9-10]。这项研究开展的基于IMDC分层亚组分析显示低危、中危、高危的PFS分别为14.1个月、10.7个月、2.4个月，客观有效率分别为53%、33.7%及11.8%。

舒尼替尼一线治疗中国转移性肾癌患者的多中心Ⅳ期临床研究结果显示客观有效率为31.1%，PFS中位数为14.2个月，OS中位数为30.7个月[11]。

［推荐用法］舒尼替尼50mg，每日1次，口服连续4周给药，休息2周，每6周为一个周期；或舒尼替尼50mg，每日1次，口服连续2周给药，休息1周，每3周为一个周期。

（2）培唑帕尼（pazopanib）：治疗转移性肾癌的临床数据来源于其国际多中心Ⅲ期临床研究，结果显示培唑帕尼的PFS中位数为11.1个月，客观缓解率为30%，亚组分析显示MSKCC预后低危及中危组获益显著[12]。另外一项培唑帕尼与舒尼替尼对照用于转移性肾癌一线治疗的国际多中心Ⅲ期临床研究（COMPARZ研究），结果显示培唑帕尼与舒尼替尼的PFS中位数分别为8.4个月与9.5个月，统计学达到非劣效，次要研究终点方面：ORR分别为31%与25%，OS中位数分别为28.4个月与29.3个月，生活质量评分培唑帕尼优于舒尼替尼[13]。COMPARZ研究共入组209例中国患者，培唑帕尼组和舒尼替尼组PFS中位数相似（8.3个月 vs. 8.3个月），研究者评估的PFS中位数为13.9个月与14.3个月，OS差异无统计学意义（未达到 vs. 29.5个月）[14]。

一项西班牙开展的晚期肾癌一线接受培唑帕尼治疗的回顾性研究（SPAZO研究）进行了基于

IMDC 分层分析，低危、中危以及高危人群的客观有效率分别为 44%、30%、17.3%，PFS 中位数分别为 32 个月、11 个月和 4 个月，2 年 OS 率分别为 81.6%、48.7% 和 18.8%[15]。

［推荐用法］培唑帕尼 800mg，每日 1 次，空腹口服。

（3）索拉非尼（sorafenib）：一项将索拉非尼作为对照用于转移性肾癌一线治疗的国际多中心Ⅲ期临床研究（TIVO-1 研究）显示，索拉非尼一线治疗晚期肾癌的客观有效率为 24%，PFS 中位数为 9.1 个月，基于 MSKCC 分层的低危、中危、高危人群的 PFS 中位数分别为 10.8 个月、7.4 个月及 10.9 个月，OS 中位数为 29.3 个月[16]。另外一项将索拉非尼作为对照用于转移性肾癌一线治疗的Ⅲ期临床研究显示，索拉非尼一线治疗的客观有效率为 15%，PFS 中位数时间为 6.5 个月[17]。

国内索拉非尼的注册临床研究为一项来自研究者发起的多中心临床研究（IIT 研究），共纳入 62 例患者，结果显示客观有效率为 19.4%，疾病控制率为 77.4%，PFS 中位数为 9.6 个月[18]。国内一项多中心回顾性研究对 845 例晚期肾癌患者一线索拉非尼或舒尼替尼治疗后的生存和预后因素分析，结果显示索拉非尼组的 PFS 中位数为 11.1 个月，OS 中位数为 24 个月[19]。

［推荐用法］索拉非尼 400mg，每日 2 次，口服。

（4）阿昔替尼（axitinib）：与索拉非尼对照用于晚期肾癌一线治疗的Ⅲ期临床研究结果显示，阿昔替尼一线治疗的 PFS 中位数为 10.1 个月，与索拉非尼对照组比较，差异无统计学意义。其他疗效方面：客观有效率为 32%，OS 中位数为 21.7 个月[17，20]。而以中国患者为主的亚洲人群的亚组分析显示，PFS 中位数为 10.1 个月，客观有效率为 35.4%，生存时间中位数为 31.5 个月[21]。

［推荐用法］阿昔替尼 5mg，每日 2 次，口服，2 周后如能耐受，可进行剂量增量，7mg，每日 2 次，最大剂量可为 10mg，每日 2 次。

（5）卡博替尼：一项Ⅱ期多中心随机研究（CABOSUN）比较了卡博替尼和舒尼替尼一线治疗中危或高危透明细胞肾癌患者的疗效。结果显示卡博替尼组PFS显著优于舒尼替尼治疗组，卡博替尼组获得的PFS中位数为8.2个月，IMDC中危与高危人群的PFS中位数分别为8.3个月与6.1个月，全组的客观有效率为46%，OS中位数为30.3个月[22]。

［推荐用法］卡博替尼60mg，每日1次，口服。

2. 免疫与靶向联合治疗

（1）阿昔替尼联合特瑞普利单抗：一项阿昔替尼联合特瑞普利单抗与舒尼替尼对照用于晚期透明细胞肾癌中高危人群的随机对照Ⅲ期临床研究（RENOTORCH）共入组421例中高危患者，随机接受阿昔替尼联合特瑞普利单抗或舒尼替尼靶向治疗。主要研究终点为PFS。结果显示阿昔替尼联合特瑞普利单抗PFS中位数达到18.0个月，显著优于舒尼替尼对照组（9.8个月），差异有统计学意义（*HR*=0.65，95% *CI* 0.49~0.86，*P*=0.002 8）；次要研究终点方面，两组客观有效率分别为56.7%与30.8%，生存时间中位数为未达到与26.8个月，差异有统计学意义（*HR*=0.61，95% *CI* 0.40~0.92，*P*=0.018 6）[23]。

［推荐用法］特瑞普利单抗240mg，每3周1次＋阿昔替尼5mg，每日2次。

（2）安罗替尼联合贝莫苏拜单抗：一项安罗替尼联合贝莫苏拜单抗与舒尼替尼对照用于晚期透明细胞肾癌的随机对照Ⅲ期临床研究（ETER100研究），共入组528例患者，其中IMDC分层为低危的患者占14%，随机接受安罗替尼联合贝莫苏拜单抗或舒尼替尼靶向治疗。主要研究终点为PFS。结果显示安罗替尼联合贝莫苏拜单抗PFS中位数达到19.0个月，显著优于舒尼替尼对照组（9.8个月），差异有统计学意义（*HR*=0.53，95% *CI* 0.42~0.67，*P*<0.000 1）；次要研究终点方面，两组客观有效率

分别为 72% 与 25%，生存时间中位数为未成熟[24]。亚组分析显示低危人群两组的 PFS 中位数分别为 25.5 个月与 12.4 个月，差异无统计学意义，而中高危人群两组的 PFS 中位数分别为 17.0 个月与 9.7 个月，差异有统计学意义（$P<0.001$）。

（3）阿昔替尼联合帕博利珠单抗：一项阿昔替尼联合帕博利珠单抗与舒尼替尼对照用于晚期肾癌一线治疗的随机对照Ⅲ期临床研究（KEYNOTE 426 研究）对比了帕博利珠单抗 + 阿昔替尼和舒尼替尼一线治疗晚期透明细胞肾癌。结果显示，联合组的 PFS 中位数达到 15.1 个月，客观有效率达到 59.3%，1 年生存率达到 89.9%，均显著优于对照舒尼替尼治疗组[25]。

2023 年 ASCO 会议报告了该研究 5 年随访结果，阿昔替尼联合帕博利珠单抗治疗组的生存时间中位数达到 47.2 个月，舒尼替尼治疗组达到 40.8 个月，5 年 OS 率分别为 41.9% 和 37.1%；相对于舒尼替尼治疗组，阿昔替尼联合帕博利珠单抗治疗组具有生存获益。基于 IMDC 危险分层分析，中高危患者联合治疗组具有显著的 OS 获益以及 PFS 获益，联合治疗组与对照组的 OS 中位数分别为 42.2 个月与 29.3 个月，PFS 中位数为 13.8 个月与 8.3 个月，客观有效率分别为 56.8% 与 34.9%，而低危患者中，两治疗组的 OS 中位数分别为 60.3 个月与 62.4 个月，PFS 中位数为 20.7 个月与 17.9 个月，客观有效率分别为 68.8% 与 50.4%，无论是 OS，还是 PFS，差异均无统计学意义[26]。

［推荐用法］帕博利珠单抗 200mg，每 3 周 1 次 + 阿昔替尼 5mg，每日 2 次。

（4）仑伐替尼联合帕博利珠单抗：一项仑伐替尼联合帕博利珠单抗或依维莫司以及舒尼替尼单药的随机对照Ⅲ期临床研究（CLEAR 研究）比较了帕博利珠单抗 + 仑伐替尼，或仑伐替尼 + 依维莫司与舒尼替尼单药一线治疗晚期肾癌的疗效[27]。结果显示，帕博利珠单抗 + 仑伐替尼组的 PFS

中位数达到了 23.9 个月，而仑伐替尼 + 依维莫司及舒尼替尼单药组的 PFS 中位数分别为 14.7 个月和 9.2 个月；三组的客观缓解率分别为 71.0%、53.5% 和 36.1%。PFS 的亚组分析显示：与舒尼替尼治疗相比，IMDC 危险分组为低危、中危和高危的患者均能从仑伐替尼 + 帕博利珠单抗的治疗中获益。

2023 年 ASCO 会议公布了该研究的 4 年随访结果，结果显示仑伐替尼联合帕博利珠单抗治疗组的生存时间中位数达到 53.7 个月，舒尼替尼治疗组的生存时间中位数达到 54.3 个月，基于 IMDC 危险分层分析，无进展生存方面，中高危人群联合治疗组与对照组的 PFS 中位数分别为 22.1 个月与 5.9 个月，而低危人群 PFS 中位数分别为 28.6 个月与 12.9 个月，无论是低危、中危、高危人群，仑伐替尼联合帕博利珠单抗治疗组较舒尼替尼对照组均具有显著获益。总生存方面，低危人群联合治疗组与对照组的 OS 中位数分别为未达到与 59.9 个月，中危人群联合治疗组与对照组的 OS 中位数分别为 47.9 个月与 44.4 个月，差异均无统计学意义，而高危人群联合治疗组与对照组的 OS 中位数分别为 37.2 个月与 10.4 个月，差异有统计学意义[28]。

安全性方面：仑伐替尼联合帕博利珠单抗组的 ≥ 3 级不良事件发生率达到 82.4%，包括高血压、腹泻、脂肪酶升高和高甘油三酯血症等。因各级不良事件导致帕博利珠单抗和 / 或仑伐替尼治疗中止的患者比例达到 37.2%，导致仑伐替尼剂量减量的患者比例达到 68.8%；患者仑伐替尼的相对剂量强度中位数为 69.6%。

[推荐用法]该联合方案的标准剂量：帕博利珠单抗 200mg，每 3 周 1 次 + 仑伐替尼 20mg，每日 1 次。CSCO 肾癌专家委员会建议仑伐替尼可以根据耐受情况决定起始剂量，推荐 12mg 起始，并酌情进行仑伐替尼的剂量调整。

（5）卡博替尼联合纳武利尤单抗：CheckMate 9ER 研究是一项卡博替尼联合纳武利尤单抗与舒尼替尼对照用于晚期肾癌一线治疗的随机对照Ⅲ期研究[29]。结果显示，卡博替尼联合纳武利尤单抗组的 PFS 中位数为 16.6 个月，舒尼替尼组为 8.3 个月，差异有统计学意义（P<0.001）；两组的 12 个月生存率分别为 85.7% 和 75.6%（P=0.001），客观缓解率分别为 55.7% 和 27.1%（P<0.001）。

2025 年 ASCO-GU 会议上公布了 67.6 个月的最终随访结果：两组患者客观有效率分别为 55.7% 与 27.4%，其中完全缓解率分别为 13.9% 与 4.6%，PFS 中位数分别为 16.4 个月与 8.3 个月，生存时间中位数分别为 46.5 个月与 35.5 个月。基于 IMDC 危险分层分析，IMDC 低危人群中，卡博替尼联合纳武利尤单抗与舒尼替尼治疗患者的 PFS 中位数分别为 21.4 个月与 12.8 个月，OS 中位数分别为 53.7 个月与 58.9 个月；无论 PFS 还是 OS，卡博替尼联合纳武利尤单抗差异均没有统计学意义；IMDC 中高危人群中，卡博替尼联合纳武利尤单抗与舒尼替尼治疗患者的 PFS 中位数分别为 15.4 个月与 7.1 个月，OS 中位数分别为 43.9 个月与 29.2 个月；无论是 PFS，还是 OS，中高危人群卡博替尼联合纳武利尤单抗差异均有统计学意义[30]。

［推荐用法］纳武利尤单抗 240mg 每 2 周 1 次 + 卡博替尼 40mg 每日 1 次口服。

（6）纳武利尤单抗联合伊匹木单抗：一项纳武利尤单抗联合伊匹木单抗与舒尼替尼对照用于晚期肾癌的随机对照Ⅲ期临床研究（CheckMate 214），主要研究人群为 IMDC 预后为中高危的患者，占全部人群的 77%。结果显示主要研究人群中联合治疗组较舒尼替尼组显著改善了总生存时间、无进展生存时间及客观有效率[31]。

2025 年 ASCO 会议公布了最终随访分析结果，随访超过 9 年的数据显示中高危患者联合免疫治疗组与舒尼替尼治疗组 OS 中位数分别为 46.7 个月与 26.0 个月，客观有效率分别为 42.4% 和 27.5%，

PFS 中位数分别为 12.4 个月与 8.5 个月；而研究纳入的低危人群联合免疫治疗组与舒尼替尼治疗组 OS 中位数分别为 77.9 个月与 66.7 个月，PFS 中位数分别为 12.9 个月与 28.9 个月，总人群 OS 中位数时间为 52.7 个月与 37.8 个月，其 9 年生存率分别为 31% 与 20%[32]。

［推荐用法］纳武利尤单抗 3mg/kg+ 伊匹木单抗 1mg/kg，每 3 周 1 次，共 4 次，其后纳武利尤单抗 3mg/kg，每 2 周 1 次。

5.2.4 转移性或不可切除性透明细胞肾癌的二线治疗策略[a]

治疗分层	Ⅰ级推荐	Ⅱ级推荐	Ⅲ级推荐
单纯 TKI 失败	伏罗尼布+依维莫司[1A类] 阿昔替尼[1B类] 纳武利尤单抗[1B类] 依维莫司[1B类]	仑伐替尼+依维莫司[2A类] 阿昔替尼+帕博利珠单抗[2B类] 仑伐替尼+帕博利珠单抗[2B类] 卡博替尼[1A类]	纳武利尤单抗+伊匹木单抗[2B类] 舒尼替尼[2A类] 培唑帕尼[2A类] 索拉非尼[2A类]
免疫联合治疗失败	临床研究	贝组替凡[1A类] 舒尼替尼[2B类] 培唑帕尼[2B类] 伏罗尼布+依维莫司 仑伐替尼+依维莫司 卡博替尼[2A类]	索拉非尼 依维莫司 仑伐替尼+帕博利珠单抗[2A类]

【注释】

a　CSCO 肾癌专家委员会一致推荐在任何情况下首选参加临床研究。

［转移性透明细胞肾癌的二线治疗策略解析］

随着免疫联合治疗不断前移，转移性透明细胞肾癌的二线治疗存在巨大的未满足临床需求，既往常用的二线治疗尚缺乏新治疗场景下应用的高级别循证医学证据，序贯未使用的治疗手段成为可选择的二线治疗。基于目前临床现状，CSCO 肾癌专家委员会鼓励所有后线治疗患者积极参加临床研究，根据既往治疗进行分层推荐相应的治疗选择。

1. 靶向治疗

（1）伏罗尼布联合依维莫司：伏罗尼布是一个新型的酪氨酸激酶抑制剂（tyrosine kinase inhibitor，TKI）类药物，对于 VEGFR2、PDGFR-β、RET 和 c-KIT 有较强的抑制活性。伏罗尼布联合依维莫司对比伏罗尼布单药或者依维莫司单药治疗既往 TKI 类药物失败晚期肾癌的随机对照Ⅲ期临床研究（CONCEPT 研究）表明，伏罗尼布 + 依维莫司、伏罗尼布单药、依维莫司单药 3 个组的 ORR 分别为 24.8%、10.5% 和 8.3%；PFS 中位数分别为 10.0 个月、6.4 个月和 6.4 个月，而 OS 中位数为 30.4 个月、30.5 个月和 25.4 个月[33]。

［推荐用法］伏罗尼布 200mg，每日 1 次，口服，依维莫司 5mg，每日 1 次，口服。

（2）阿昔替尼：阿昔替尼用于晚期肾癌一线治疗失败后的临床数据主要基于一项与索拉非尼比较治疗细胞因子或 TKI 制剂治疗后进展的转移性肾癌的随机对照多中心国际Ⅲ期临床研究（AXIS 研

究），结果显示阿昔替尼治疗能显著延长 PFS 中位数，达 6.7 个月，客观有效率为 19%，OS 中位数分别为 20.1 个月。分层分析显示，既往一线接受舒尼替尼治疗的患者，阿昔替尼治疗组较索拉非尼对照组显著延长了 PFS 中位数，分别为 4.8 个月与 3.4 个月[34-35]。一项亚洲转移性肾癌患者二线接受阿昔替尼治疗的注册临床研究，其中大部分为中国患者，其设计与 AXIS 研究类似，结果显示阿昔替尼 PFS 中位数为 6.5 个月，客观有效率为 23.7%。亚组分析显示既往接受舒尼替尼治疗的患者二线接受阿昔替尼的 PFS 中位数为 4.7 个月[36]。

［推荐用法］阿昔替尼 5mg，每日 2 次，口服，2 周后如能耐受，可进行剂量增量，至 7mg，每日 2 次，最大剂量可为 10mg，每日 2 次。

（3）仑伐替尼联合依维莫司：仑伐替尼（lenvatinib）为一新型酪氨酸激酶抑制剂，主要靶点为 VEGFR1~VEGFR3、成纤维细胞生长因子受体 1~4（FGFR1~FGFR4）、PDGFR-α、RET 及 KIT。一项仑伐替尼联合依维莫司治疗与单药仑伐替尼、单药依维莫司对照治疗既往抗 VEGF 治疗进展后转移性肾癌的Ⅱ期临床研究，结果显示联合治疗组 PFS 中位数达到 14.6 个月，OS 中位数为 25.5 个月，显著优于对照组[37]。

［推荐用法］仑伐替尼 18mg，每日 1 次，依维莫司 5mg，每日 1 次。

（4）卡博替尼：卡博替尼与依维莫司随机对照用于 TKI 制剂治疗失败后晚期肾癌治疗的Ⅲ期随机对照多中心研究（METEOR 研究），共入组 628 例既往接受过一线或一线以上抗血管靶向治疗的晚期肾癌患者。2015 年 9 月底公布的临床研究结果显示：与依维莫司对照，卡博替尼能显著改善 TKI 治疗失败后晚期肾癌的 PFS，达到 7.4 个月，客观有效率为 21%，并获得生存延长趋势[36]。2016 年 6 月公布了 METEOR 研究的最终结果，显示卡博替尼与依维莫司治疗组获得的 OS 中位数分别为 21.4

个月与 16.5 个月，ORR 分别为 17% 和 3%，差异均有统计学意义[38-39]。

在另外一项卡博替尼联合阿替利珠单抗与卡博替尼单药对照用于既往免疫治疗失败后的随机对照Ⅲ期临床研究（CONTACT-03）中，单药卡博替尼治疗的客观有效率达到 40.9%，PFS 中位数为 10.8 个月，OS 中位数尚未成熟，这是目前唯一公布的用于既往免疫治疗失败后接受靶向药物治疗的Ⅲ期临床研究数据[40]。

［推荐用法］卡博替尼 60mg，每日 1 次，口服。

（5）依维莫司：转移性肾癌的临床数据主要来自一项国际性多中心随机对照Ⅲ期临床研究（RECORD-1），研究设计将依维莫司与安慰剂对照用于治疗先前接受靶向药物治疗失败的转移性肾癌，结果显示依维莫司较安慰剂对照组显著延长 PFS 中位数，达 4.9 个月，临床获益率为 64%，OS 中位数为 14.8 个月。其中一线使用索拉非尼或舒尼替尼治疗失败的患者，二线接受依维莫司治疗的 PFS 中位数时间为 5.4 个月，疾病进展风险降低 69%[41]。国内患者接受依维莫司治疗的多中心注册临床研究（L2101 研究），证实了依维莫司作为 TKI 治疗失败后二线靶向治疗的疗效及安全性，疾病控制率为 61%，PFS 中位数为 6.9 个月，临床获益率为 66%，1 年生存率为 56%，1 年 PFS 率为 36%[42]。

［推荐用法］依维莫司 10mg，每日 1 次，口服。

（6）贝组替凡：贝组替凡为 HIF-2α 抑制剂，2023 年度 ESMO 会议公布了贝组替凡与依维莫司对照用于晚期肾癌接受靶向与免疫治疗失败后的随机对照Ⅲ期临床研究，即 LITESPARK-005 研究，结果显示贝组替凡治疗组与依维莫司对照组的 PFS 中位数分别为 5.6 个月与 5.6 个月，差异有统计学意义；在 OS 方面，尽管差异无统计学意义，但贝组替凡治疗组表现出获益趋势（21.4 个月 vs. 18.1 个月）。客观有效率方面，贝组替凡治疗组与依维莫司对照组分别为 22.7% vs. 3.5%[43]。

［推荐用法］贝组替凡 120mg，每日 1 次，口服。

（7）其他 TKI 类药物：两项前瞻性二线靶向治疗临床研究（INTORSECT 研究、AXIS 研究），对照组均为索拉非尼，其中 INTORSECT 研究入组患者均为舒尼替尼治疗失败的患者，二线索拉非尼的 PFS 中位数为 3.9 个月，OS 中位数为 16.6 个月[44]。而 AXIS 研究中，二线索拉非尼治疗的 PFS 中位数为 4.7 个月，OS 中位数为 19.2 个月，而其中既往舒尼替尼治疗失败患者获得的 PFS 中位数为 3.4 个月。

舒尼替尼作为二线靶向治疗方面，SWITCH 研究结果显示索拉非尼进展后序贯舒尼替尼的 PFS 中位数为 5.4 个月[45]。

一项Ⅱ期临床研究显示，培唑帕尼治疗既往一线接受舒尼替尼或贝伐珠单抗治疗失败的转移性透明细胞肾癌患者，结果显示客观有效率为 27%，PFS 中位数为 7.5 个月，24 个月的生存率为 43%[46]。

2. 免疫治疗

（1）纳武利尤单抗：一项纳武利尤单抗与依维莫司对照治疗既往抗血管治疗失败的晚期肾癌的Ⅲ期临床研究（CheckMate025 研究），共入组 821 例晚期肾癌患者，既往接受过一线或二线抗血管生成治疗，随机接受纳武利尤单抗或依维莫司治疗，主要研究终点为 OS。2015 年 9 月底公布了该临床研究的最终结果，显示两组患者 OS 中位数分别为 25.0 个月与 19.6 个月，纳武利尤单抗治疗显著改善了 OS，而次要研究终点方面，ORR 分别为 25% 与 5%，PFS 中位数分别为 4.6 个月与 4.4 个月[47]。

［推荐用法］纳武利尤单抗 3mg/kg，每 2 周 1 次，静脉输注。

（2）仑伐替尼联合帕博利珠单抗：一项仑伐替尼联合帕博利珠单抗用于晚期肾癌常规治疗失败后的Ⅱ期临床研究（KEYNOTE 146 研究），共入组了 145 例患者，这些受试者既往接受过一线或二线治疗，其中 72% 的患者接受过纳武利尤单抗联合伊匹木单抗或 PD-1 单抗联合抗血管靶向药物的治疗，入组后接受仑伐替尼 20mg，每日 1 次 + 帕博利珠单抗 200mg，每 3 周 1 次治疗，对于既往接受过免疫治疗的患者，客观有效率达到 55.8%，PFS 中位数为 12.2 个月，疗效持续时间达到 10.6 个月[48]。

［推荐用法］帕博利珠单抗 200mg，每 3 周 1 次，仑伐替尼 20mg，每日 1 次。CSCO 肾癌专家委员会建议仑伐替尼可以根据耐受情况决定起始剂量，推荐 12mg 起始，并酌情进行仑伐替尼的剂量调整。

5.2.5 转移性或不可切除性非透明细胞肾癌的治疗策略[a]

病理类型	Ⅰ级推荐	Ⅱ级推荐	Ⅲ级推荐
非透明细胞肾细胞癌（集合管癌 / 髓样癌除外）[b]	临床研究	舒尼替尼［2A 类］ 卡博替尼［2A 类］ 仑伐替尼 + 依维莫司［2A 类］ 仑伐替尼 + 帕博利珠单抗 卡博替尼 + 纳武利尤单抗 阿昔替尼 + 特瑞普利单抗[c] 安罗替尼 + 贝莫苏拜单抗[c]	培唑帕尼 阿昔替尼 索拉非尼 贝伐珠单抗 + 依维莫司 贝伐珠单抗 + 厄洛替尼 阿昔替尼 + 帕博利珠单抗 依维莫司 帕博利珠单抗
集合管癌 / 髓样癌	临床研究	吉西他滨 + 顺铂［2B 类］ 索拉非尼 + 吉西他滨 + 顺铂［2B 类］	阿昔替尼 + 帕博利珠单抗 阿昔替尼 + 特瑞普利单抗[c] 安罗替尼 + 贝莫苏拜单抗[c] 舒尼替尼 培唑帕尼 索拉非尼 阿昔替尼 卡博替尼

【注释】

a CSCO 肾癌专家委员会一致推荐在任何情况下首选参加临床研究。

b 主要是指除外集合管癌 / 髓样癌外其他类型的非透明细胞肾癌，包括乳头状肾癌、嫌色细胞肾癌、未分类肾癌等。

c 国家药品监督管理局已经批准阿昔替尼联合特瑞普利单抗以及安罗替尼联合贝莫苏拜单抗用于晚期肾癌的治疗，但目前尚缺乏用于非透明细胞癌的临床研究数据。

转移性或不可切除性非透明细胞肾癌的治疗策略解析

晚期非透明细胞肾癌患者由于样本量少，缺乏相应的大宗随机对照临床研究。目前治疗参考透明细胞癌，但疗效不如透明细胞癌。

1. 非透明细胞肾癌（集合管癌 / 髓样癌除外）

（1）靶向治疗

依维莫司与舒尼替尼比较用于晚期非透明细胞肾癌一线靶向治疗的随机对照Ⅱ期临床研究（ASPEN 研究），结果显示舒尼替尼治疗改善了患者的 PFS，PFS 中位数为 8.3 个月，而依维莫司治疗组为 5.6 个月，OS 中位数分别为 31.5 个月与 13.2 个月，差异无统计学意义[49]。

一项卡博替尼、克唑替尼、沃利替尼与舒尼替尼对照用于晚期乳头状肾癌的随机对照Ⅱ期临床研究（SWOG1500 研究），研究入组了 147 例患者，92% 为初治患者。结果显示卡博替尼、克唑替尼、沃利替尼治疗组与舒尼替尼对照组相比，客观有效率分别为 18%、0、3%、4%，PFS 中位数分别为 9.2 个月、3.0 个月、2.8 个月、5.6 个月，这项多臂随机试验中，与舒尼替尼相比，只有卡博替尼治疗组显著提高了客观有效率，延长了晚期乳头状肾癌患者的 PFS 中位数，并且在不同亚型表现出相似的结果[50]。

一项多中心单臂Ⅱ期临床研究评估了仑伐替尼联合依维莫司一线治疗晚期非透明细胞肾癌的疗效。研究入组了 31 例非透明细胞肾癌患者，包括乳头状肾癌 20 例，嫌色细胞肾癌 9 例，未分类癌 2 例。结果显示总体客观缓解率为 26%，PFS 中位数达到了 9.2 个月，OS 中位数为 15.6 个月[51]。

厄洛替尼联合贝伐珠单抗治疗遗传性平滑肌瘤病和肾癌（HLRCC）/ 散发性乳头状肾癌的Ⅱ期研究入组 83 例患者，既往应用 VEGF 通路抑制剂不超过两线，其中散发性乳头状肾癌患者 40 例中，客观有效率为 35%，PFS 中位数为 8.9 个月，生存时间中位数为 18.2 个月[52]。

（2）免疫及联合治疗

2019 年 ASCO 会议报告了一项帕博利珠单抗一线治疗转移性非透明细胞肾癌的 KEYNOTE 427 研究，共纳入非透明细胞肾癌 165 例，其中乳头状肾癌占 71%，嫌色细胞肾癌占 13%，未分类癌占 16%。68% 为中高危患者。结果显示 ORR 为 26.7%，如根据病理亚型，乳头状肾癌为 28.8%，嫌色细胞肾癌 9.5%，未分类肾癌 30.8%。全组 PFS 中位数为 4.2 个月，生存时间中位数为 28.9 个月[53]。

2021 年 ASCO 会议报道了一项卡博替尼联合纳武利尤单抗用于初治或既往一线治疗失败的转移性非透明细胞肾癌的单臂Ⅱ期临床研究结果，其中队列 1 入组 40 例患者，包括了乳头状肾癌、未分型或易位相关肾癌。结果显示客观缓解率达到了 47.5%，PFS 中位数达到 12.5 个月，OS 中位数为 28.0 个月[54]。

KEYNOTE B61 研究是一项仑伐替尼联合帕博利珠单抗用于晚期非透明细胞肾癌一线治疗的单臂Ⅱ期临床研究，共入组 158 例晚期非透明细胞肾癌患者。2023 年 ASCO 公布了最新随访结果，结果显示 ORR 和 DCR 分别为 49% 和 82%，且乳头状（49%）、嫌色细胞（28%）、未分类（52%）、Xp11.2 易位（67%）等不同组织类型均有不错的 ORR。PFS 中位数和 OS 中位数分别为 17.9 个月（95% *CI* 13.5 个月 ~NR）和 NR（95%*CI* NR~NR）（数据尚未成熟）；1 年 PFS 率和 OS 率分别为 63% 和 82%[55]。

2024 年 ASCO 会议报告了一项阿昔替尼联合信迪利单抗用于晚期或转移性 FH 缺陷型肾癌的Ⅱ期临床研究，在可评估疗效的 38 例患者中，结果显示客观有效率达到 60.5%，疾病控制率为 86.8%，PFS 中位数时间为 19.83 个月，这是目前专门针对 FH 缺陷型肾癌接受靶向联合免疫的前瞻性临床研究[56]。

2. 肾集合管癌

集合管癌是一特殊类型，治疗主要以化疗为主，既往法国一项多中心临床研究显示吉西他滨联合顺铂可以取得 26% 的客观有效率，无进展生存期中位数为 7.1 个月，总生存时间中位数为 10.5 个月[57]。索拉非尼与吉西他滨、顺铂联合一线治疗晚期肾集合管癌的国内多中心Ⅱ期临床研究入组 26 例转移性肾集合管癌，结果显示客观有效率为 30.8%，PFS 中位数为 8.7 个月，OS 中位数为 12.5 个月[58]。2021 年 ASCO 会议报道了一项卡博替尼一线治疗转移性肾集合管癌的Ⅱ期临床研究结果。卡博替尼为给药剂量 60mg 每日，1 次给药，初步结果显示客观缓解率为 35%，PFS 中位数为 6 个月，OS 数据未披露[59]。

5.2.6 遗传性肾癌的内科治疗

近年来遗传性肾癌的内科治疗取得一定的突破，如 HIF-2α 抑制剂贝组替凡在针对 VHL 病合并肾癌病变的Ⅱ期临床研究，以及厄洛替尼联合贝伐珠单抗治疗遗传性 FH 缺陷型肾癌的Ⅱ期临床研究取得显著疗效[52, 60]。除此之外，更多针对遗传性肾癌的临床研究陆续在开展，但由于病例数不足，尚缺乏大规模的随机对照临床研究。

综合征	Ⅰ级推荐	Ⅱ级推荐	Ⅲ级推荐
VHL 相关性肾癌 （Von Hippel-Lindal disease）	临床研究	贝组替凡［2A 类］	培唑帕尼 舒尼替尼
HLRCC （遗传性平滑肌瘤病和肾细胞癌）	临床研究	厄洛替尼 + 贝伐珠单抗［2A 类］ 阿昔替尼 + 信迪利单抗［2A 类］	卡博替尼 + 纳武利尤单抗
TSC 相关性肾肿瘤 （结节性硬化症）	临床研究	依维莫司［2A 类］	西罗莫司

【注释】

1. 贝组替凡

Ⅱ期、开放标签、单臂临床研究（LITESPARK-004）评估了贝组替凡在治疗 VHL 相关肾癌及其他肿瘤中的疗效与安全性。研究共入组 61 例患者，在随访至中位数 49.9 个月时，客观缓解率为 67%，其中 11% 达到完全缓解，56% 达到部分缓解。缓解时间中位数为 11.1 个月，缓解持续时间中位数尚未达到。总体人群的 PFS 中位数为 49.8 个月[60]。

2. 培唑帕尼

单中心、非随机、开放标签的Ⅱ期试验（NCT01436227）共入组 31 例 VHL 相关肾癌患者，其中 42% 的患者达到疾病客观缓解，52% 的肾癌病灶达到客观缓解[61]。

3. 厄洛替尼 + 贝伐珠单抗

针对遗传性平滑肌瘤病和肾细胞癌（HLRCC）和散发性乳头状肾癌的Ⅱ期临床研究显示，贝伐珠单抗联合厄洛替尼治疗方案表现出显著疗效。研究纳入 43 例 HLRCC 患者，结果显示 HLRCC 组客观缓解率达 72%，无进展生存期中位数 21.1 个月，总生存期 44.6 个月；主要不良反应为痤疮样皮疹（93%）、腹泻（89%）及蛋白尿（78%），3 级以上以高血压（34%）和蛋白尿（17%）多见[52]。

4. 阿昔替尼 + 信迪利单抗

国内发起的阿昔替尼联合信迪利单抗用于晚期或转移性 FH 缺陷型肾癌的Ⅱ期临床研究，在可评估疗效的 38 例患者中，显示客观有效率达到 60.5%，疾病控制率为 86.8%，PFS 中位数时间为 19.83 个月[56]。

5. 卡博替尼联合纳武利尤单抗

一项Ⅱ期单臂临床研究报道了卡博替尼联合纳武利尤单抗用于初治或既往一线治疗失败的转移性非透明细胞肾癌的研究结果。该研究队列1入组了40例患者，包括乳头状肾癌、未分型或易位相关肾癌。结果显示客观缓解率达到了47.5%，PFS中位数达到12.5个月，OS中位数为28.0个月。其中纳入5例FH缺陷型肾癌患者，均达到客观缓解[62]。

6. 依维莫司

一项双盲、随机对照的Ⅲ期临床研究评估了mTOR抑制剂依维莫司治疗结节性硬化症（TSC）或散发淋巴管平滑肌瘤病（LAM）相关血管肌脂肪瘤的疗效及安全性。研究共纳入118例患者，结果显示，依维莫司组42%（33/79）的患者达到主要终点（目标肿瘤体积减小≥50%），而安慰剂组无应答（0/39），差异有统计学意义[63]。

7. 西罗莫司

一项非随机开放标签临床研究评估了mTOR抑制剂西罗莫司治疗结节性硬化症（TSC）或散发淋巴管平滑肌瘤病（LAM）相关血管肌脂肪瘤的疗效及安全性。研究纳入25例患者，前12个月接受西罗莫司治疗，后12个月停药观察。结果显示，治疗12个月时血管肌脂肪瘤体积较基线平均降至53.2%（$P<0.001$），但停药后24个月时反弹至85.9%（$P=0.005$），仅5例患者维持≥30%的肿瘤体积缩小。研究表明，西罗莫司可短期缩小肿瘤并改善肺功能，但停药后肿瘤可能反弹[64]。

5.3 靶向与免疫治疗主要不良反应及其处理原则

5.3.1 靶向药物常见不良反应的处理原则

常见药物相关不良反应[a]	处理建议[b]			
	Ⅰ度	Ⅱ度	Ⅲ度	Ⅳ度
高血压	无须处理，监测血压	单药降压治疗	暂停服药，一种或多种降压药物联合，直至该不良事件降至≤1级或恢复至基线水平。随后减量并重新开始治疗	须紧急处理，停用靶向治疗
手足皮肤反应	对症处理	暂停服药，对症处理，直至不良事件降低至1级以下或恢复至基线水平。随后减量并重新开始治疗	暂停服药，对症处理，直至该不良事件降至≤1级或恢复至基线水平，或可耐受的2级。随后减量并重新开始治疗或终止治疗	

靶向药物常见不良反应的处理原则（续）

常见药物相关不良反应[a]	处理建议[b]			
	Ⅰ度	Ⅱ度	Ⅲ度	Ⅳ度
腹泻	对症处理	对症处理，如不能好转予以暂停服药，直至不良事件或降低至1级以下或恢复至基线水平。随后减量重新开始	暂停服药，对症处理，直至该不良事件降至≤1级或恢复至基线水平，或可耐受的2级。随后减量并重新开始治疗或终止治疗	须紧急处理，停用靶向治疗
甲状腺功能减退	无须处理	甲状腺素片替代治疗	暂停治疗，对症处理，直至该不良事件降至≤1级或恢复至基线水平。随后减量并重新开始治疗	
黏膜炎／口腔炎	对症处理（漱口水、镇痛药及支持疗法），不需要调整剂量及停药	对症处理（漱口水、镇痛药及支持疗法），不需要调整剂量及停药	暂停服药，对症处理，直至该不良事件降至≤1级或恢复至基线水平。随后减量并重新开始治疗或终止治疗	终止治疗，对症处理

靶向药物常见不良反应的处理原则（续）

常见药物相关不良反应[a]	处理建议[b]			
	Ⅰ度	Ⅱ度	Ⅲ度	Ⅳ度
间质性肺炎	对症处理，可继续靶向药物治疗，严密监测	暂停治疗，给予皮质激素，对症处理，直至不良事件降低至1级以下或恢复至基线水平。根据呼吸专科意见，是否需要终止治疗	终止治疗，给予皮质激素，对症处理，必要时进行经验性抗感染治疗，请呼吸科或感染科会诊，不再考虑恢复治疗	终止治疗，给予皮质激素，对症处理，酌情通气治疗，经验性抗感染治疗。请呼吸科或感染科会诊。不再考虑恢复治疗
蛋白尿	密切监测	密切监测，必要时暂停药物治疗	暂停服药，对症处理，直至不良事件降低至1级以下或恢复至基线水平，或可耐受的2级。随后减量并重新开始治疗	

【注释】

a 以上不良反应分级根据通用毒性常见不良事件评价标准。

b 结合患者基础性疾病、ECOG 评分及整体耐受、肿瘤控制情况进行个体化处理。

5.3.2 免疫治疗相关不良反应的处理原则

CTCAE 分级	门诊 / 住院	糖皮质激素	免疫抑制剂	免疫治疗
1	门诊	不推荐	不推荐	继续
2	门诊	外用 / 口服泼尼松 0.5~1mg/（kg·d）	不推荐	暂停（皮肤反应和内分泌毒性可以继续用药）
3	住院	口服 / 静脉，甲泼尼龙 1~2mg/（kg·d），3d 后如症状好转，减量至 1mg/（kg·d），然后逐步减量，用药时间大于 4 周	激素治疗 3~5d 后无缓解，建议咨询专业内科医师	停药，能否再次使用须充分考虑获益 / 风险比
4	住院 / ICU	静脉，甲泼尼龙 1~2mg/（kg·d），3d 后如症状好转，减量至 1mg/（kg·d），然后逐步减量，用药时间大于 4 周	激素治疗 3~5d 后无缓解，建议咨询专业内科医师	永久停药

【注释】

以上处理原则适用于常见类型的免疫治疗相关不良反应（TRAE）处理，详见《中国临床肿瘤学会（CSCO）免疫检查点抑制剂相关的毒性管理指南 2024》。对于一些特殊类型的免疫 TRAE 的处理，建议咨询相关专业医师，如免疫治疗相关性心肌炎、垂体炎、高血糖、重症肌无力、溶血性贫血和血小板减少等。

5.3.3 免疫及联合治疗的相关不良反应概述

抗 PD-1 抗体单药治疗最常见的 TRAE 为乏力、瘙痒、恶心、腹泻，≥3 度 TRAE 为乏力、贫血，发生率均不超过 3%[65-66]。

抗 PD-1 抗体 + 抗 CTLA-4 抗体联合治疗（CheckMate214 研究）显示，最常见的≥3 度的 TRAE 为脂肪酶增加，淀粉酶增加和谷丙转氨酶增加。22% 的患者因 TRAE 导致停药，其中大多数患者在完成两药诱导期后停药。根据 2020 年 ASCO GU 更新随访报道显示，联合治疗的 TRAE 发生率在治疗初 6 个月内发生率最高，随治疗时间延长逐渐降低。因此在联合治疗的初 6 个月须密切关注 TRAE 的发生。而对于因不良反应而停止双抗体用药的患者，在没有 MDT 的支持下，不建议再次使用该联合方案进行治疗。

而抗 PD-1 抗体联合小分子抗血管靶向治疗药物，如 CLEAR、KEYNOTE 426、JAVELIN101 研究中最常见的不良反应均为腹泻和高血压。三项研究中分别有 9.7%、10.7% 和 7.6% 的患者因 TRAE 停止了双药治疗。因此该联合方案在治疗过程中须及时对症处理，避免出现高血压危象等不良事件，提高患者耐受性，从而使患者从联合治疗中获益。

参考文献

[1] HAAS NB, MANOLA J, UZZO RG, et al. Adjuvant sunitinib or sorafenib for high-risk, non-metastatic renal-cell carcinoma (ECOG-ACRIN E2805): a double-blind, placebo-controlled, randomised, phase 3 trial. Lancet, 2016, 387 (10032): 2008-2016.

[2] MOTZER RJ, HAAS NB, DONSKOV F, et al. Randomized phase Ⅲ trial of adjuvant pazopanib versus placebo after nephrectomy in patients with localized or locally advanced renal cell carcinoma. J Clin Oncol, 2017, 35 (35): 3916-3923.

[3] GROSS-GOUPIL M, KWON TG, ETO M, et al. Axitinib versus placebo as an adjuvant treatment of renal cell carcinoma: results from the phase Ⅲ, randomized ATLAS trial. Ann Oncol, 2018, 29 (12): 2371-2378.

[4] RAVAUD A, MOTZER RJ, PANDHA HS, et al. Adjuvant sunitinib in high-risk renal-cell carcinoma after nephrectomy. N Engl J Med, 2016, 375 (23): 2246-2254.

[5] MOTZER RJ, RAVAUD A, PATARD JJ, et al. Adjuvant sunitinib for high-risk renal cell carcinoma after nephrectomy: subgroup analyses and updated overall survival results. Eur Urol, 2018, 73 (1): 62-68.

[6] CHOUEIRI TK, TOMCZAK P, PARK SH, et al. Adjuvant pembrolizumab after nephrectomy in renal-cell carcinoma. N Engl J Med, 2021, 385 (8): 683-694.

[7] CHOUEIRI TK, TOMCZAK P, PARK SH, et al. Overall survival with adjuvant pembrolizumab in renal-cell carcinoma. N Engl J Med, 2024, 390 (15): 1359-1371.

[8] RINI BI, DORFF TB, ELSON P, et al. Active surveillance in metastatic renal-cell carcinoma: a prospective, phase 2 trial. Lancet Oncol, 2016, 17 (9): 1317-1324.

[9] MOTZER RJ, HUTSON TE, TOMCZAK P, et al. Sunitinib versus interferon alpha in metastatic renal-cell carcinoma. N Engl J Med, 2007, 356 (2): 115-124.
[10] RINI BI, HUTSON TE, FIGLIN RA, et al. Sunitinib in patients with metastatic renal cell carcinoma: clinical outcome according to International Metastatic Renal Cell Carcinoma Database Consortium Risk Group. Clin Genitourin Cancer, 2018, 16 (4): 298-304.
[11] QIN SK, JIN J, GUO J, et al. Efficacy and safety of first-line sunitinib in Chinese patients with meta-static renal cell carcinoma. Future Oncol, 2018, 14 (18): 1835-1845.
[12] STERNBERG CN, DAVIS ID, MARDIAK J, et al. Pazopanib in locally advanced or metastatic renal cell carcinoma: results of a randomized phase Ⅲ trial. J Clin Oncol, 2010, 28 (6): 1061-1068.
[13] MOTZER RJ, HUTSON TE, CELLA D, et al. Pazopanib versus sunitinib in metastatic renal-cell carcinoma. N Engl J Med, 2013, 369 (8): 722-731.
[14] SHENG X, JIN J, HE Z, et al. Pazopanib versus sunitinib in Chinese patients with locally advanced or metastatic renal cell carcinoma: pooled subgroup analysis from the randomized, COMPARZ studies. BMC Cancer, 2020, 20 (1): 219.
[15] PÉREZ-VALDERRAMA B, ARRANZ ARIJA JA, RODRÍGUEZ SÁNCHEZ A, et al. Validation of the International Metastatic Renal-Cell Carcinoma Database Consortium (IMDC) prognostic model for first-line pazopanib in metastatic renal carcinoma: The Spanish Oncologic Genitourinary Group (SOGUG) SPAZO study. Ann Oncol, 2016, 27 (4): 706-711.
[16] MOTZER RJ, NOSOV D, EISEN T, et al. Tivozanib versus sorafenib as initial targeted therapy for patients with metastatic renal cell carcinoma: results from a phase Ⅲ trial. J Clin Oncol, 2013, 31 (30): 3791-3799.
[17] HUTSON TE, LESOVOY V, AL-SHUKRI S, et al. Axitinib versus sorafenib as first-line therapy in patients with metastatic renal-cell carcinoma: a randomised open-label phase 3 trial. Lancet Oncol, 2013, 14 (13): 1287-1294.

[18] 周爱萍，何志嵩，于世英，等. 索拉非尼治疗转移性肾癌的临床研究. 中华泌尿外科杂志，2009, 30 (1): 10-14.
[19] ZHANG HL, SHENG XN, LI XS, et al. Sorafenib versus sunitinib as first-line treatment agents in Chinese patients with metastatic renal cell carcinoma: the largest multicenter retrospective analysis of survival and prognostic factors. BMC Cancer, 2017, 17 (1): 16.
[20] HUTSON TE, AL-SHUKRI S, STUS VP, et al. Axitinib versus sorafenib in first-line metastatic renal cell carcinoma: overall survival from a randomized phase Ⅲ trial. Clin Genitourin Cancer, 2017, 15 (1): 72-76.
[21] SHENG X, BI F, REN X, et al. First-line axitinib versus sorafenib in Asian patients with metastatic renal cell carcinoma: exploratory subgroup analyses of phase Ⅲ data. Future Oncol, 2019, 15 (1): 53-63.
[22] CHOUEIRI TK, HALABI S, SANFORD BL, et al. Cabozantinib versus sunitinib as initial targeted therapy for patients with metastatic renal cell carcinoma of poor or intermediate risk: the Alliance A031203 CABOSUN Trial. J Clin Oncol, 2017, 35 (6): 591-597.
[23] YAN XQ, YE MJ, ZOU Q, et al. Toripalimab plus axitinib versus sunitinib as first-line treatment for advanced renal cell carcinoma: RENOTORCH, a randomized, open-label, phase Ⅲ study. Ann Oncol, 2024, 35 (2): 190-199.
[24] ZHOU AP, Shen PF, Li J, et al. First-line benmelstobart plus anlotinib versus sunitinib in advanced renal cell carcinoma: a randomised, phase 3 trial (ETER100). Lancet Oncol, 2025, 26 (3): e123-e132.
[25] RINI BI, PLIMACK ER, STUS V, et al. Pembrolizumab plus axitinib versus sunitinib for advanced renal-cell carcinoma. N Engl J Med, 2019, 380 (12): 1116-1127.
[26] RINI BI, PLIMACK ER, STUS V, et al. Pembrolizumab plus axitinib versus sunitinib as first-line therapy for advanced clear cell renal cell carcinoma: 5-year analysis of KEYNOTE-426. J Clin Oncol, 2023, 41 (17_suppl): LBA4501.
[27] MOTZER R, ALEKSEEV B, RHA SY, et al. Lenvatinib plus pembrolizumab or everolimus for advanced renal cell carcinoma. N Engl J Med, 2021, 384 (14): 1289-1300.

[28] MOTZER RJ, PORTA C, ETO M, et al. Final prespecified overall survival (OS) analysis of CLEAR: 4-year follow-up of lenvatinib plus pembrolizumab (L+P) vs. sunitinib (S) in patients (pts) with advanced renal cell carcinoma (aRCC). J Clin Oncol, 2023, 41 (16_suppl): 4502-4502.
[29] CHOUEIRI TK, POWLES T, BUROTTO M, et al. Nivolumab plus cabozantinib versus sunitinib for advanced renal-cell carcinoma. N Engl J Med, 2021, 384 (9): 829-841.
[30] MOTZER RJ, ESCUDIER B, BUROTTO M, et al. Nivolumab plus cabozantinib (N+C) vs. sunitinib (S) for previously untreated advanced renal cell carcinoma (aRCC): final follow-up results from the CheckMate 9ER trial. J Clin Oncol, 2025, 43: 5s.
[31] MOTZER RJ, TANNIR NM, MCDERMOTT DF, et al. Nivolumab plus ipilimumab versus sunitinib in advanced renal-cell carcinoma. N Engl J Med, 2018, 378 (14): 1277-1290.
[32] MOTZER RJ, MCDERMOTT DF, ESCUDIER B, et al. Conditional survival and long-term efficacy with nivolumab plus ipilimumab versus sunitinib in patients with advanced renal cell carcinoma. Cancer, 2022, 128 (11): 2085-2097.
[33] SHENG X, YE D, ZHOU AP, et al. Efficacy and safety of vorolanib plus everolimus in metastatic renal cell carcinoma: a three-arm, randomised, double-blind, multicentre phase Ⅲ study (CONCEPT). Eur J Cancer, 2023, 178: 205-215.
[34] RINI BI, ESCUDIER B, TOMCZAK P, et al. Comparative effectiveness of axitinib versus sorafenib in advanced renal cell carcinoma (AXIS): a randomised phase 3 trial. Lancet, 2011, 378 (9807): 1931-1939.
[35] MOTZER RJ, ESCUDIER B, TOMCZAK P, et al. Axitinib versus sorafenib as second-line treatment for advanced renal cell carcinoma: overall survival analysis and updated results from a randomised phase 3 trial. Lancet Oncol, 2013, 14 (6): 552-562.
[36] QIN S, BI F, JIN J, et al. Axitinib versus sorafenib as a second-line therapy in Asian patients with metastatic renal cell carcinoma: results from a randomized registrational study. Onco Targets Ther, 2015, 8: 1363-1373.

[37] MOTZER RJ, HUTSON TE, GLEN H, et al. Lenvatinib, everolimus, and the combination in patients with metastatic renal cell carcinoma: a randomised, phase 2, open-label, multicentre trial. Lancet Oncol, 2015, 16 (15): 1473-1482.

[38] CHOUEIRI TK, ESCUDIER B, POWLES T, et al. Cabozantinib versus everolimus in advanced renal-cell carcinoma. N Engl J Med, 2015, 373 (19): 1814-1823.

[39] CHOUEIRI TK, ESCUDIER B, POWLES T, et al. Cabozantinib versus everolimus in advanced renal cell carcinoma (METEOR): final results from a randomised, open-label, phase 3 trial. Lancet Oncol, 2016, 17 (7): 917-927.

[40] PAL S K, ALBIGES L, TOMCZAK P, et al. Atezolizumab plus cabozantinib versus cabozantinib monotherapy for patients with renal cell carcinoma after progression with previous immune checkpoint inhibitor treatment (CONTACT-03): a multicentre, randomised, open-label, phase 3 trial. Lancet, 2023, 402 (10397): 185-195.

[41] MOTZER RJ, ESCUDIER B, OUDARD S, et al. Efficacy of everolimus in advanced renal cell carcinoma: a double-blind, randomised, placebo-controlled phase Ⅲ trial. Lancet, 2008, 372 (9637): 449-456.

[42] GUO J, HUANG Y, ZHANG X, et al. Safety and efficacy of everolimus in Chinese patients with metastatic renal cell carcinoma resistant to vascular endothelial growth factor receptor-tyrosine kinase inhibitor therapy: an open-label phase 1b study. BMC Cancer, 2013, 13: 136.

[43] ALBIGES L, RINI BI,. PELTOLA K, et al. Belzutifan versus everolimus in participants (pts) with previously treated advanced clear cell renal cell carcinoma (ccRCC): randomized open-label phase Ⅲ LITESPARK-005 study. Ann Oncol, 2023, 34 (2s): S1329-S1330.

[44] HUTSON TE, ESCUDIER B, ESTEBAN E, et al. Randomized phase Ⅲ trial of temsirolimus versus sorafenib as second-line therapy after sunitinib in patients with metastatic renal cell carcinoma. J Clin Oncol, 2014, 32 (8): 760-767.

[45] EICHELBERG C, VERVENNE WL, DE SANTIS M, et al. SWITCH: a randomised, sequen-tial, open-label study

to evaluate the efficacy and safety of sorafenib-sunitinib versus sunitinib-sorafenib in the treatment of metastatic renal cell cancer. Eur Urol, 2015, 68 (5): 837-847.

[46] HAINSWORTH JD, RUBIN MS, ARROWSMITH ER, et al. Pazopanib as second-line treatment after sunitinib or bevacizumab in patients with advanced renal cell carcinoma: a Sarah Cannon Oncology Research Consortium Phase Ⅱ trial. Clin Genitourin Cancer, 2013, 11 (3): 270-275.

[47] MOTZER RJ, ESCUDIER B, MCDERMOTT DF, et al. Nivolumab versus everolimus in advanced renal-cell carcinoma. N Engl J Med, 2015, 373 (19): 1803-1813.

[48] LEE CH, SHAH AY, RASCO D, et al. Lenvatinib plus pembrolizumab in patients with either treatment-naive or previously treated metastatic renal cell carcinoma (Study 111/KEYNOTE-146): a phase 1b/2 study. Lancet Oncol, 2021, 22 (7): 946-958.

[49] ARMSTRONG AJ, HALABI S, EISEN T, et al. Everolimus versus sunitinib for patients with metastatic non-clear cell renal cell carcinoma (ASPEN): a multicentre, open-label, randomised phase 2 trial. Lancet Oncol, 2016, 17 (3): 378-388.

[50] PAL SK, TANGEN C, JR THOMPSON IM, et al. A comparison of sunitinib with cabozantinib, crizotinib, and savolitinib for treatment of advanced papillary renal cell carcinoma: a randomised, open-label, phase 2 trial. Lancet, 2021, 397 (10275): 695-703.

[51] HUTSON TE, MICHAELSON MD, KUZEL TM, et al. A single-arm, multicenter, phase 2 study of lenvatinib plus everolimus in patients with advanced non-clear cell renal cell carcinoma. Eur Urol, 2021, 80 (2): 162-170.

[52] SRINIVASAN R, GURRAM S, SINGER EA, et al. Bevacizumab and erlotinib in hereditary and sporadic papillary kidney cancer. N Engl J Med, 2025, 392 (23): 2346-2356.

[53] MCDERMOTT DF, LEE JL, ZIOBRO M, et al. Open-label, single-arm, phase Ⅱ study of pembrolizumab monotherapy as first-line therapy in patients with advanced non-clear cell renal cell carcinoma. J Clin Oncol, 2021, 39 (9):

1029-1039.
[54] LEE CH, VOSS MH, CARLO MI, et al. Phase Ⅱ trial of cabozantinib plus nivolumab in patients with non-clear-cell renal cell carcinoma and genomic correlates. J Clin Oncol, 2022, 40 (21): 2333-2341.
[55] ALBIGES L, GURNEY H, ATDUEV V, et al. Pembrolizumab plus lenvatinib as first-line therapy for advanced non-clear-cell renal cell carcinoma (KEYNOTE-B61): a single-arm, multicentre, phase 2 trial. Lancet Oncol, 2023, 24 (8): 881-891.
[56] ZHANG XM, LIU HY. Sintilimab plus axitinib for advanced fumarate hydratase-deficient renal cell carcinoma: a multi-center, open-label, single-arm, phase Ⅱ study (SAFH). JAMA Oncol, 2025, 11 (3): e230-e238.
[57] OUDARD S, BANU E, VIEILLEFOND A, et al. Prospective multicenter phase Ⅱ study of gemcitabine plus platinum salt for metastatic collecting duct carcinoma: results of a GETUG (Groupe d'Etudes des Tumeurs Uro-Génitales) study. J Urol, 2007, 177 (5): 1698-1702.
[58] SHENG X, CAO D, YUAN J, et al. Sorafenib in combination with gemcitabine plus cisplatin chemo-therapy in metastatic renal collecting duct carcinoma: a prospective, multicentre, single-arm, phase 2 study. Eur J Cancer, 2018, 100: 1-7.
[59] PROCOPIO G, SEPE P, CLAPS M, et al. Cabozantinib as first-line treatment in patients with metastatic collecting duct renal cell carcinoma: results of the BONSAI trial for the Italian Network for Research in Urologic-Oncology (Meet-URO 2 Study). JAMA Oncol, 2022, 8 (6): 910-913.
[60] JONASCH E, DONSKOV F, ILIOPOULOS O, et al. Belzutifan for renal cell carcinoma in von hippel-lindau disease. N Engl J Med, 2021, 385 (22): 2036-2046.
[61] JONASCH E, MCCUTCHEON I E, GOMBOS D S, et al. Pazopanib in patients with von Hippel-Lindau disease: a single-arm, single-centre, phase 2 trial. Lancet Oncol, 2018, 19 (10): 1351-1359.
[62] LEE C H, VOSS M H, CARLO M I, et al. Phase Ⅱ trial of cabozantinib plus nivolumab in patients with non-clear-

cell renal cell carcinoma and genomic correlates. J Clin Oncol, 2022, 40 (21): 2333-2341.
[63] NORTHRUP H, ARONOW M E, BEBIN E M, et al. Updated international tuberous sclerosis complex diagnostic criteria and surveillance and management recommendations. Pediatr Neurol, 2021, 123: 50-66.
[64] BISSLER J J, MCCORMACK F X, YOUNG L R, et al. Sirolimus for angiomyolipoma in tuberous sclerosis complex or lymphangioleiomyomatosis. N Engl J Med, 2008, 358 (2): 140-151.
[65] EIGENTLER TK, HASSEL JC, BERKING C, et al. Diagnosis, monitoring and management of immune-related adverse drug reactions of anti-PD-1 antibody therapy. Cancer Treat Rev, 2016, 45: 7-18.
[66] MOTZER RJ, TKODI SS, ESCUDIER B, et al. Final analysis of the CheckMate 025 trial comparing nivolumab (NIVO) versus everolimus (EVE) with > 5 years of follow-up in patients with advanced renal cell carcinoma (aRCC). J Clin Oncol, 2020, 38 (6_suppl): 617.

6　放射治疗

常规分割放射治疗（放疗）肾癌有效率低，但立体定向放疗（stereotactic body radiotherapy，SBRT）能有效杀灭肾癌细胞，带来持久的瘤控。随着立体定向放疗技术的发展和普及，放疗的适应证从转移期肾癌的姑息减症治疗，逐渐拓宽到寡转移肾癌的减瘤性治疗，以及不耐受手术的局限期肾癌的根治性治疗，成为手术和药物治疗的重要补充。

6.1 局限性肾癌的放疗原则

对于无法耐受手术的局限期肾癌患者，立体定向放疗和消融治疗是可选择的非手术治疗方案。立体定向放疗是指应用专用设备对肿瘤进行精准定位和照射的治疗方法，主要特征是大分割、高分次剂量、短疗程和高度适形，关键技术是将根治肿瘤的大剂量放疗在保障正常组织安全的前提下精准实施。相对于消融治疗，立体定向放疗受肿瘤大小和位置的限制较小，尤其对于邻近血管、肾盂和输尿管的肿瘤具有保肾优势。多项国际多中心研究和Ⅱ期研究显示，立体定向放疗治疗早期肾癌具有良好的局部控制率和安全性[1-6]，国际肾脏肿瘤放射外科协作组（The International Radiosurgery Oncology Consortium of the Kidney，IROCK）报道 T_{1a} 和 $\geq T_{1b}$ 的肾癌患者接受根治性立体定向放疗后疗效相当，4 年局部控制率分别为 97.8% 和 97.1%，4 年疾病特异性生存率分别为 91.9% 和 91.4%；安全性良好，3~4 级不良反应发生率为 1.3%[1-2]。其中，孤立肾患者接受根治性立体定向放疗后 2 年局部控制率为 98%，肾小球滤过率变化为（5.8 ± 10.8）ml/min[3]。近期，IROCK 报道了延长随访后的结果，5 年局部控制率为 94.5%，1~2 级不良反应发生率为 38%，严重不良反应罕见，放疗后 5 年肾小球滤过率中位下降 14.2ml/min[4]。肾癌放疗后退缩速度较慢，最终疗效需长期随访观察。国际立体定向放射外科学会（International Stereotactic Radiosurgery Society，ISRS）不推荐通过常规活检来判断肾癌放疗后的疗效，而仅在发现影像学进展时推荐活检[7]。

立体定向放疗用于根治原发性肾癌，其适应证主要包括不适合手术的 T_1 期患者，如肿瘤侵犯或挤压肠道，则不适合接受立体定向放疗。常用的剂量方案：① 26Gy/1F；② 42~48Gy/（3~4）F；③ 40~50Gy/5F，每日 1 次或隔日 1 次。建议采用 4D-CT 定位，有条件的单位可与 MR 定位融合；鼓励使用腹压带或呼吸门控进行运动管理；推荐每次放疗前 MR 或者 CBCT 影像引导；重要的危及器官外扩 PRV 限量，危及器官限量标准可参考 SWOG S1802 协议。

6.2 转移性肾癌的放疗原则

立体定向放疗用于治疗转移期肾癌，常在系统治疗基础上实施，其适应证：以持久局部控制为目的的针对寡转移灶的减瘤性放疗，以延缓进展为目的的针对寡进展病灶的放疗，以姑息减症为目的的针对脑、骨等高危部位转移灶的放疗；如存在解剖部位邻近危及器官或既往放疗史，为相对禁忌证。建议采用精准定位技术，对正常组织严格限制剂量，每次放疗前影像引导。常用的剂量方案包括但不限于：① 16~24Gy/1F；② 24~27Gy/3F；③ 25~40Gy/5F，每日 1 次或隔日 1 次。

6.2.1 寡转移

寡转移是指转移灶数目有限（通常认为 ≤ 5 处）且有机会通过局部治疗手段达到局部根治效果的状态。对寡转移灶进行以减瘤为目的的局部治疗，能延缓疾病进展，改善部分患者的预后[8]。局部治疗手段包括转移灶切除、消融治疗及立体定向放疗，需要综合考虑患者一般情况、病灶位置以及联合用药等进行选择。

立体定向放疗作为一种无创治疗手段，具有适应证广、耐受性好的特点，可用于多种解剖部位转移灶的治疗。一项囊括 28 项研究的荟萃分析显示：立体定向放疗治疗肾癌寡转移灶，1 年局部控制率达 90% 左右、3~4 级不良反应发生率小于 1%[9]。在保证正常器官安全的前提下，建议对寡转移灶进行全覆盖放疗至根治剂量，以达到更好的延缓疾病进展效果[10]。可单独使用以延迟系统治疗启动时间，或与药物治疗联用提高治疗反应率。一项前瞻性 Ⅱ 期研究显示：针对肾癌寡转移灶进行单纯全覆盖立体定向放疗，无疾病进展时间中位数长达 22.7 个月[11]。另一项前瞻性 Ⅱ 期研究报道：放疗联合 8 个周期的短疗程帕博利珠单抗治疗寡转移肾癌，客观反应率为 63%，1 年和 2 年无进展生存率分别为 60% 和 45%[12]。

6.2.2 寡进展

寡进展是指转移期肾癌在接受系统治疗过程中，少数病灶进展（通常认为 ≤ 3 处），而其余病灶仍可控的状态。立体定向放疗治疗寡进展病灶，可延长系统药物治疗的可控时间[13]。回顾性临床研究显示：立体定向放疗治疗肾癌寡进展病灶，至更换后线药物治疗的时间中位数为 13.9 个月，未观察到 3 级及以上严重不良反应[13]。近期，两项前瞻性Ⅱ期研究结果相继报道：针对肾癌寡进展病灶实施立体定向放疗，可延迟更换系统治疗 11.1~12.6 个月[15-16]。

6.2.3 骨转移

放疗是骨转移的重要治疗手段，具有无创优势，能更好地兼顾抗肿瘤药物治疗。姑息性低剂量放疗对减轻骨转移疼痛有一定作用，但局部控制时间短；立体定向放疗局部控制率高、治疗的毒性反应低，文献报道 1 年局部控制率达 90%，具备立体定向放疗开展条件的单位应首先推荐立体定向放疗治疗[17-18]。对于脊柱稳定性好、无病理性骨折和中重度脊髓压迫症状的患者，优先选择立体定向放疗[19]；对一般情况好、预期寿命长，但存在脊柱不稳定、骨折、重度脊髓压迫甚至截瘫的患者，建议先行骨科手术；若采用减压或固定手术，应在伤口愈合后行辅助放疗[20]。

6.2.4 脑转移

立体定向放疗能有效控制颅内肿瘤，局部控制率达 90%~97%[9]，而且对患者创伤小，对同期用药影响小，是治疗脑转移的重要手段。对于体能状态良好、单纯脑转移（≤3 个，最大直径≤3cm），首选立体定向放疗或脑外科手术联合放疗[21]。对多发脑转移（脑转移灶>3 个，最大直径>3cm），全脑放疗意义有限，仅用于立体定向放疗不可行或合并脑膜转移时的姑息治疗。对一般情况较好的患者，可针对有症状的脑转移灶行立体定向放疗，同时联合全身抗肿瘤药物治疗。

参考文献

[1] SIVA S, LOUIE AV, WARNER A, et al. Pooled analysis of stereotactic ablative radiotherapy for primary renal cell carcinoma: a report from the International Radiosurgery Oncology Consortium for Kidney (IROCK). Cancer, 2018, 124 (5): 934-942.

[2] SIVA S, CORREA RJM, WARNER A, et al. Stereotactic ablative radiotherapy for ≥ T_{1b} primary renal cell carcinoma: a report from the International Radiosurgery Oncology Consortium for Kidney (IROCK). Int J Radiat Oncol Biol Phys, 2020, 108 (4): 941-949.

[3] CORREA RJM, LOUIE AV, STAEHLER M, et al. Stereotactic radiotherapy as a treatment option for renal tumors in the solitary kidney: a multicenter analysis from the IROCK. J Urol, 2019, 201 (6): 1097-1104.

[4] SIVA S, ALI M, CORREA RJM, et al. 5-year outcomes after stereotactic ablative body radiotherapy for primary renal cell carcinoma: an individual patient data meta-analysis from IROCK (the International Radiosurgery Consortium of

the Kidney). Lancet Oncol, 2022, 23 (12): 1508-1516.
[5] HANNAN R, MCLAUGHLIN MF, POP LM, et al. Phase 2 trial of stereotactic ablative radiotherapy for patients with primary renal cancer. Eur Urol, 2023, 84 (3): 275-286.
[6] SIVA S, BRESSEL M, SIDHOM M, et al. Stereotactic ablative body radiotherapy for primary kidney cancer (TROG 15. 03 FASTRACK Ⅱ): a non-randomised phase 2 trial. Lancet Oncol, 2024, 25 (3): 308-316.
[7] SIVA S, LOUIE AV, KOTECHA R, et al. Stereotactic body radiotherapy for primary renal cell carcinoma: a systematic review and practice guideline from the International Society of Stereotactic Radiosurgery (ISRS). Lancet Oncol, 2024, 25 (1): e18-e28.
[8] ALI M, MOOI J, LAWRENTSCHUK N, et al. The role of stereotactic ablative body radiotherapy in renal cell carcinoma. Eur Urol, 2022, 82 (6): 613-622.
[9] ZAORSKY NG, LEHRER EJ, KOTHARI G, et al. Stereotactic ablative radiation therapy for oligometastatic renal cell carcinoma (SABR ORCA): a meta-analysis of 28 studies. Eur Urol Oncol, 2019, 2 (5): 515-523.
[10] LIU Y, LONG W, ZHANG Z, et al. Metastasis-directed stereotactic body radiotherapy for oligometastatic renal cell carcinoma: extent of tumor burden eradicated by radiotherapy. World J Urol, 2021, 39 (11): 4183-4190.
[11] TANG C, MSAOUEL P, HARA K, et al. Definitive radiotherapy in lieu of systemic therapy for oligometastatic renal cell carcinoma: a single-arm, single-centre, feasibility, phase 2 trial. Lancet Oncol, 2021, 22 (12): 1732-1739.
[12] SIVA S, BRESSEL M, WOOD ST, et al. Stereotactic radiotherapy and short-course pembrolizumab for oligometastatic renal cell carcinoma-the RAPPORT trial. Eur Urol, 2022, 81 (4): 364-372.
[13] MARVASO G, JERECZEK-FOSSA BA, ZAFFARONI M, et al. Delphi consensus on stereotactic ablative radiotherapy for oligometastatic and oligoprogressive renal cell carcinoma-a European Society for Radiotherapy and Oncology study endorsed by the European Association of Urology. Lancet Oncol, 202, 25 (5): e193-e204.
[14] FRANZESE, C., MARVASO G, FRANCOLINI G, et al. The role of stereotactic body radiation therapy and its

integration with systemic therapies in metastatic kidney cancer: a multicenter study on behalf of the AIRO (Italian Association of Radiotherapy and Clinical Oncology) genitourinary study group. Clin Exp Metastasis, 2021, 38: 527.

[15] CHEUNG P, PATEL S, NORTH SA, et al. Stereotactic radiotherapy for oligoprogression in metastatic renal cell cancer patients receiving tyrosine kinase inhibitor therapy: a phase 2 prospective multicenter study. Eur Urol, 2021, 80: 693.

[16] HANNAN R, CHRISTENSEN M, HAMMERS H, et al. Phase Ⅱ trial of stereotactic ablative radiation for oligoprogressive metastatic kidney cancer. Eur Urol Oncol, 2022, 5 (2): 216-224.

[17] HUSAIN ZA, SAHGAL A, DE SALLES A, et al. Stereotactic body radiotherapy for de novo spinal metastases: systematic review. J Neurosurg Spine, 2017, 27 (3): 295-302.

[18] ONAL C, GULER OC, HURMUZ P, et al. Bone-only oligometastatic renal cell carcinoma patients treated with stereotactic body radiotherapy: a multi-institutional study. Strahlenther Onkol, 2022, 198 (10): 940-948.

[19] TAUNK NK, SPRATT DE, BILSKY M, et al. Spine radiosurgery in the management of renal cell carcinoma metastases. J Natl Compr Canc Netw, 2015, 13 (6): 801-809.

[20] HUSSAIN I, GOLDBERG JL, CARNEVALE JA, et al. Hybrid therapy (surgery and radiosurgery) for the treatment of renal cell carcinoma spinal metastases. Neurosurgery, 2022, 90 (2): 199-206.

[21] YAMAMOTO M, SERIZAWA T, SHUTO T, et al. Stereotactic radiosurgery for patients with multiple brain metastases (JLGK0901): a multi-institutional prospective observational study. Lancet Oncol, 2014, 15 (4): 387-395.

7 随访

<table>
<tr><th rowspan="2">目的</th><th colspan="2">Ⅰ级推荐[a, b]</th><th colspan="2">Ⅱ级推荐</th></tr>
<tr><th>随访内容</th><th>频次</th><th>随访内容</th><th>频次</th></tr>
<tr><td>肾部分切除术后或根治性肾切除术后（$T_{1\sim2}$ 期）</td><td>病史
体格检查
实验室检查（包括血生化和尿常规）
腹部 CT 或 MRI（至少腹部超声），胸部 CT</td><td>开始前 2 年每 6 个月 1 次，然后每年 1 次</td><td>骨扫描
头颅 CT 或 MRI 盆腔 CT 或 MRI 全身 PET/CT[c]</td><td>同Ⅰ级推荐或更频繁</td></tr>
<tr><td>根治性肾切除（$T_{3\sim4}$ 期）</td><td>病史
体格检查
实验室检查（包括血生化和尿常规）
腹部 CT 或 MRI（至少腹部超声），胸部 CT</td><td>开始前 2 年每 3 个月 1 次，然后每 6 个月 1 次，至术后 5 年，然后每年 1 次</td><td>骨扫描
头颅 CT 或 MRI 盆腔 CT 或 MRI 全身 PET/CT[c]</td><td>同Ⅰ级推荐或更频繁</td></tr>
</table>

随访（续）

目的	Ⅰ级推荐[a, b]		Ⅱ级推荐	
	随访内容	频次	随访内容	频次
消融治疗（T_{1a}期）	病史 体格检查 实验室检查（包括血生化和尿常规） 腹部CT或MRI，胸部平扫CT	开始前2年每3个月1次，然后每6个月1次，5年后每年1次	骨扫描 头颅CT或MRI盆腔CT或MRI全身PET/CT[c]	同Ⅰ级推荐或更频繁
密切监测（T_{1a}期）	病史 体格检查 实验室检查（包括血生化和尿常规） 腹部CT或MRI，胸部CT	开始前2年每3个月1次，然后每6个月1次，5年后每年1次	骨扫描 头颅CT或MRI盆腔CT或MRI全身PET/CT[c]	同Ⅰ级推荐或更频繁

随访（续）

目的	Ⅰ级推荐 a，b		Ⅱ级推荐	
	随访内容	频次	随访内容	频次
全身系统治疗（Ⅳ期）	病史询问 + 体格检查 实验室检查（包括血常规、血生化、尿常规、甲状腺功能） 可测量病灶部位 CT 或 MRI 头颅增强 CT 或 MRI（脑转移患者） 骨扫描（骨转移患者） 心脏超声 d	系统治疗前对所有可测量病灶进行影像学检查，以后每 6~12 周进行复查并评价疗效	其他部位 CT 或 MRI，全身 PET/CT c 心电图 e 心肌酶谱 e 肾上腺功能 e	同Ⅰ级推荐或更频繁

【注释】

a 随访 / 监测的主要目的是发现尚可接受潜在以根治为治疗目的的转移复发肾癌，或更早发现肿瘤复发并及时干预处理，以提高患者总生存期，改善生活质量。目前尚缺乏高级别循证医学证据支持最佳随访 / 监测策略[1-11]。

b 随访应按照患者个体化和肿瘤分期的原则，如果患者身体状况不允许接受复发后必须开展的抗肿瘤治疗，则不主张对患者进行常规肿瘤随访 / 监测。

c PET/CT 仅推荐用于临床怀疑复发或转移。目前不推荐将其列为常规随访 / 监测手段[12]。

d 服用小分子靶向药物的患者须监测心脏超声。

e 使用免疫检查点抑制剂治疗的患者须监测免疫相关不良反应。

参考文献

[1] DABESTANI S, BEISLAND C, STEWART GD, et al. Long-term outcomes of follow-up for initially localised clear cell renal cell carcinoma: RECUR database analysis. Eur Urol Focus, 2019, 5 (5): 857-866.

[2] SCOLL BJ, WONG YN, EGLESTON BL, et al. Age, tumor size and relative survival of patients with localized renal cell carcinoma: a surveillance, epidemiology and end results analysis. J Urol, 2009, 181 (2): 506-511.

[3] BEISLAND C, GUÐBRANDSDOTTIR G, REISÆTER LA, et al. A prospective risk-stratified follow-up programme for radically treated renal cell carcinoma patients: evaluation after eight years of clinical use. World J Urol, 2016, 34 (8): 1087-1099.

[4] STEWART-MERRILL SB, THOMPSON RH, BOORJIAN SA, et al. Oncologic surveillance after surgical resection for renal cell carcinoma: a novel risk-based approach. J Clin Oncol, 2015, 33 (35): 4151-4157.

[5] PETTUS JA, JANG TL, THOMPSON RH, et al. Effect of baseline glomerular filtration rate on survival in patients undergoing partial or radical nephrectomy for renal cortical tumors. Mayo Clin Proc, 2008, 83 (10): 1101-1106.

[6] SNOW DC, BHAYANI SB. Rapid communication: chronic renal insufficiency after laparoscopic partial nephrectomy

and radical nephrectomy for pathologic T1a lesions. J Endourol, 2008, 22 (2): 337-341.

[7] ZINI L, PERROTTE P, CAPITANIO U, et al. Radical versus partial nephrectomy: effect on overall and noncancer mortality. Cancer, 2009, 115 (7): 1465-1471.

[8] JELDRES C, PATARD JJ, CAPITANIO U, et al. Partial versus radical nephrectomy in patients with adverse clinical or pathologic characteristics. Urology, 2009, 73 (6): 1300-1305.

[9] BRUNO JJ 2nd, SNYDER ME, MOTZER RJ, et al. Renal cell carcinoma local recurrences: impact of surgical treatment and concomitant metastasis on survival. BJU Int, 2006, 97 (5): 933-938.

[10] SANDHU SS, SYMES A, A'HERN R, et al. Surgical excision of isolated renal bed recurrence after radical nephrectomy for renal cell carcinoma. BJU Int, 2005, 95 (4): 522-525.

[11] BANI-HANI AH, LEIBOVICH BC, LOHSE CM, et al. Associations with contralateral recurrence following nephrectomy for renal cell carcinoma using a cohort of 2, 352 patients. J Urol, 2005, 173 (2): 391-394.

[12] PARK JW, JO MK, LEE HM. Significance of ^{18}F-fluorodeoxyglucose positron-emission tomography/computed tomography for the postoperative surveillance of advanced renal cell carcinoma. BJU Int, 2009, 103 (5): 615-619.

8 附录

8.1 第 8 版 AJCC 肾癌 TNM 分期系统

分期		标准
原发肿瘤（T）		
T_x		原发肿瘤无法评估
T_0		无原发肿瘤的证据
T_1		肿瘤局限于肾脏，最大径≤7cm
	T_{1a}	肿瘤最大径≤4cm
	T_{1b}	肿瘤最大径>4cm，但是≤7cm
T_2		肿瘤局限于肾脏，最大径>7cm
	T_{2a}	肿瘤最大径>7cm，但是≤10cm
	T_{2b}	肿瘤局限于肾脏，最大径>10cm
T_3		肿瘤侵及大静脉或肾周围组织，但未累及同侧肾上腺，也未超过肾周筋膜
	T_{3a}	肿瘤侵及肾静脉或肾静脉分支的肾段静脉（含肌层静脉），或者侵及肾盂、肾盏系统，或侵犯肾周脂肪和/或肾窦脂肪（肾盂旁脂肪），但是未超过肾周筋膜
	T_{3b}	肿瘤瘤栓累及膈肌下的下腔静脉
	T_{3c}	肿瘤瘤栓累及膈肌上的下腔静脉或侵犯下腔静脉壁
T_4		肿瘤浸透肾周筋膜，包括肿瘤直接侵及同侧肾上腺

第 8 版 AJCC 肾癌 TNM 分期系统（续）

分期	标准
区域淋巴结（N）	
N_x	区域淋巴结无法评估
N_0	没有区域淋巴结转移
N_1	区域淋巴结转移
远处转移（M）	
M_0	无远处转移
M_1	有远处转移

8.2 第 8 版 AJCC 肾癌临床分期

分期	肿瘤情况		
Ⅰ期	T_1	N_0	M_0
Ⅱ期	T_2	N_0	M_0
Ⅲ期	T_1/T_2	N_1	M_0
	T_3	N_0 或 N_1	M_0
Ⅳ期	T_4	任何 N	M_0
	任何 T	任何 N	M_1

8.3 2022 年 WHO 肾脏上皮性肿瘤病理组织学分类

透明细胞肾细胞癌
低度恶性潜能多房囊性肾细胞肿瘤
乳头状肾细胞癌
嫌色细胞肾细胞癌
集合管癌
TFE3 重排肾细胞癌
TFEB 重排肾细胞癌（含 *TFEB* 扩增肾细胞癌）
ALK 重排肾细胞癌
ELOC（*TCE1*）突变型肾细胞癌
延胡索酸水合酶（*FH*）缺陷型肾细胞癌
SMARCB1（*INI1*）缺失性肾髓样癌（肾髓样癌）
琥珀酸脱氢酶缺陷型肾细胞癌

黏液性管状和梭形细胞癌
管状囊性肾细胞癌
获得性囊性肾病相关性肾细胞癌
嗜酸性实囊性肾细胞癌
透明细胞乳头状肾细胞肿瘤[a]
其他类型嗜酸细胞性肿瘤（低级别嗜酸细胞肿瘤，嗜酸性空泡状肿瘤）
未能分类的肾细胞癌
乳头状腺瘤
嗜酸细胞瘤

【注释】

a 透明细胞乳头状肾癌由于其良好的生物学行为，在 2022 年 WHO 分类中被更名为“透明细胞乳头状肾细胞肿瘤”，以更准确地反映其生物学行为。

8.4 肾癌合并静脉瘤栓的 Mayo Clinic 瘤栓 5 级分类法

分级	标准及内容
0	瘤栓局限在肾静脉内
Ⅰ	瘤栓侵入下腔静脉内，瘤栓顶端距肾静脉开口处≤2cm
Ⅱ	瘤栓侵入肝静脉水平以下的下腔静脉内，瘤栓顶端距肾静脉开口处>2cm
Ⅲ	瘤栓生长达肝内下腔静脉水平，膈肌以下
Ⅳ	瘤栓侵入膈肌以上下腔静脉内

8.5 肾脏囊性病变的 Bosniak 分级系统（2019 版）

分级	标准及内容
Ⅰ	病变边界清晰，轮廓清楚，壁薄光滑（<2mm），均匀的囊性密度（信号），CT 值 –9~20Hu，囊内无隔膜或钙化。囊壁可能强化
Ⅱ	6 种类型，共同特点为壁薄（≤2mm）、光滑： ①囊性肿块，伴有薄（≤2mm）和少量（1~3）隔膜（分隔），隔膜和囊壁可以强化，也可能有钙化 ②非增强 CT，肿块密度均匀增高（>70Hu） ③增强 CT 扫描时，肾脏肿块（CT 值>20Hu）没有明显强化，可伴有钙化 ④肾脏肿块，平扫 CT 值在 –9~20Hu ⑤ CT 增强门静脉期，肾肿块 CT 值在 21~30Hu ⑥比较小的低密度病灶，无法描述
ⅡF	①囊性肿块伴有表面光滑的增强的囊壁（≤3mm），或囊性肿块内有一个或多个强化的隔膜 ②囊性肿块伴有多个（≥4）光滑强化的隔膜（厚度≤2mm）
Ⅲ	囊性肿块伴有一个或多个强化的厚壁（≥4mm 宽）隔膜或者不规则强化（显示≤3mm 钝缘凸起）的壁结节
Ⅳ	囊性肿块伴有一个或多个强化的壁结节（≥4mm 的凸起，边缘钝，或者任何大小的凸起，具有锐边）

75枚